Homöopathie, der Schlüssel zu einem neuen Weltbild

Was für Newton der fallende Apfel,
für Galilei die schwingende Lampe,
das war die Chinarinde für Hahnemann.

Herwig Horst Schmidt

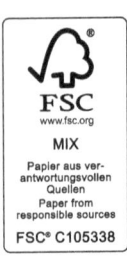

Bibliografische Information der Deutschen Nationalbibliothek:
Die Deutsche Nationalbibliothek verzeichnet diese Publikation
in der Deutschen Nationalbibliografie, detaillierte bibliografische
Daten sind im Internet über http://dnb.dnb.de abrufbar.

© 2016 Herwig Horst Schmidt

Herstellung und Verlag:

BoD – Books on Demand, Norderstedt

ISBN: 978-3-7412-2365-5

Ich danke meiner Frau, Dr. Irmgard Elsholz, welche viele Jahre in ihrer Praxis als Fachtierärztin für kleine Haustiere mit der Zusatzbezeichnung „Homöopathie" tätig war, dass sie mich auf Grund ihrer Erfahrung bei der Bearbeitung dieses komplexen Gebietes immer unterstützt und beraten hat. Dabei kam mir besonders zu Gute, dass sie mehrere Jahre als Referentin bei human- und veterinärmedizinischen Veranstaltungen zur Weiterbildung auf dem Gebiet der Homöopathie Vorträge hielt.

Darüber hinaus hat sie das Buch: „Homöopathie: Heilkunst oder Irrlehre?" (Barthel & Barthel Verlag) als Antwort auf die Marburger Erklärung geschrieben, in der 1992 vom Fachbereich Humanmedizin der Philipps-Universität Marburg die Homöopathie als „Irrlehre" und „Aberglaube" angeprangert und von den für die Erklärung Verantwortlichen die Integrierung der Homöopathie in das Medizinstudium strikt abgelehnt wurde. Ihr zweites Buch: „Homöopathische Arzneimittelfindung in der Tierheilkunde, mit ausgewählten Fallbeispielen aus der Kleintierpraxis" (Verlag: BoD – Books on Demand, Norderstedt) verfasste sie mit dem Ziel, allen an der homöopathischen Therapie Interessierten den Einstieg in diese faszinierende Heilmethode zu erleichtern.

Vorwort

Mit der vorliegenden Arbeit versuche ich zu erklären und zu beweisen, warum die Homöopathie nicht nur eine äußerst erfolgreiche Therapie, sondern darüber hinaus auch für das Verständnis von physikalischen und chemischen Reaktionen und damit für unser Naturverständnis von entscheidender Bedeutung ist, da ihr Wirkungsmechanismus auf elementaren Wechselwirkungen von elektromagnetischen Feldern beruht, die im gesamten Kosmos gelten. Diese Felder sind dafür verantwortlich, dass das Universum überhaupt existiert und so funktioniert, wie wir es erleben. Das bedeutet aber, dass die Teilchenphysiker, Chemiker und Kosmologen gewaltig umdenken müssen, was unter den gegebenen Umständen starke Interessengruppen mit Sicherheit zu verhindern suchen.

Schon Goethe schildert in seinem „Faust" sehr anschaulich die Situation, vor die sich ein wissbegieriger Mensch gestellt sieht. In der Szene im Studierzimmer, beschreibt der als Faust verkleidete Mephisto einem interessierten Schüler die damaligen Verhältnisse und Missstände an den Universitäten. Uns wurde allerdings in der Schule erklärt, dass es sich bei diesen Ausführungen von Mephisto um eine satirische Beschreibung der Fakultäten und Fachgruppen der Universitäten handeln würde. Während meines Studiums habe ich aber erkennen müssen, dass diese Schilderungen leider immer noch der Realität entsprechen. Die „Wahrheit", die in den verschiedenen Studienrichtungen gelehrt wird, ist auch unter den heutigen Bedingungen nicht immer zu finden, weil die jeweiligen Schulmeister althergebrachte Weltanschauungen und neuere, von dem wissenschaftlichen Establishment vorgegebenen Erkenntnisse zumeist gebetsmühlenhaft wiederholen und lehren, ohne die Dinge wirklich zu hinterfragen. Da diese „Eliten" neben ihrer Meinung keine andere tolerieren, hat das zur Folge, dass selbst namhafte Forscher, die sich diesem strickten kanalartigen Denken widersetzen, ihre Existenz riskieren und Studenten diszipliniert werden, indem man sie bei den Prüfungen aussortiert.

„Wenn aber *nonkonformistische Wissenschaftler ihre Karriere riskieren, riskiert die westliche Gesellschaft Stagnation oder, schlimmer noch, technologischen Rückschritt.*" wie Federico di Trocchio, Professor für Wirtschaftsgeschichte an der Universität von Lecce, in seinem Buch, „Newtons Koffer, Querdenker und ihre Umwege in die Wissenschaft", Rohwohlt Taschenbuchverlag, 2001, u.a. feststellt:

Die im Faust geschilderte Szene ist also keineswegs nur eine Satire auf die damaligen Bildungsstätten, sie ist auch heute noch traurige und bittere Wahrheit zugleich, die uns darüber hinaus auch noch teuer zu stehen kommt.

Zwar lehrte der chinesische Philosoph Konfuzius (551 - 479 v. Chr.): *„Es ist besser, ein einziges kleines Licht anzuzünden, als die Dunkelheit zu verfluchen."* Doch was nützt ein kleines Licht, wenn man es mit Armleuchtern zu tun hat?

Christian Friedrich Samuel Hahnemann, (1755-1843), der deutsche Arzt, medizinische Schriftsteller und Übersetzer wissenschaftlicher Schriften, handelte sich viel Ärger ein, weil er nach seinem Chinarinden-Schlüsselerlebnis einzig und allein durch seine Beobachtungen am Krankenbett und durch logisches Denken intuitiv die Grundmechanismen seiner auf dem Ähnlichkeitsprinzip basierenden Heilmethode erfasst und systematisch zu einer wirksamen Therapie, der „Homöopathie", entwickelt hat und damit gegen die geltende Lehrmeinung verstieß.

Es sind die von ihm vorhergesagten „geistartigen Kräfte", welche letztendlich bestimmen, dass die Welt so funktioniert, wie wir sie täglich erleben, weshalb er neben Galileo Galilei (1564 -1642) und Isaak Newton (1643 - 1727) die dritte Persönlichkeit ist, deren sich gegenseitig ergänzenden gemeinsamen Erkenntnisse unsere Welt zu erklären vermögen.

Meine nachfolgenden Ausführungen basieren nicht nur auf gesicherten Beobachtungen, Experimenten und Erkenntnissen, der von dem Establishment anerkannten und entsprechend geförderten Experten, sondern auch auf denen namhafter Wissenschaftler, deren Arbeiten von den Medien in unverantwortlicher Weise nicht verbreitet werden und deshalb auch nicht öffentlich zur Diskussion standen und stehen.

Die offizielle Lehre behauptet, dass die Homöopathie keine in das Medizinstudium zu integrierende Therapie darstelle, da ihre nachgewiesenen Heilungserfolge lediglich Placebo-Effekte seien!

Diesen durch nichts bewiesenen Argumenten stelle ich im Folgenden Hahnemanns Erklärungsversuche sowie meine Schlussfolgerungen entgegen, nach denen die umstrittene homöopathische Heilung durch hochpotenzierte homöopathische Arzneimittel, in denen kein Molekül der Ausgangsdroge mehr vorhanden ist, auf einer elementaren Ebene durch wissenschaftlich durchaus erklärbare informative Vorgänge erfolgt, sofern - das ist allerdings eine unverzichtbare Voraussetzung! - bei ihrer Herstellung und Anwendung die Vorschriften Hahnemanns genau beachtet werden.

Vorweg möchte ich kurz einen weitverbreiteten Irrtum richtigstellen: Vom pharmazeutisch-rechtlichen Standpunkt aus werden diejenigen Arzneimittel, welche nach den Richtlinien des erstmals 1987 erschienenen Homöopathischen Arzneibuches (amtliche Ausgabe) hergestellt werden, offiziell als „homöopathische Arzneimittel" bezeichnet. Diese Bezeichnung besagt jedoch nur, dass die arzneilichen Ausgangssubstanzen dieser Mittel allesamt an gesunden Probanden geprüft und die aus ihnen aufbereiteten Arzneien nach den genauen Anweisungen Hahnemanns hergestellt wurden. Das sind zwei wichtige Fakten, die eine unverzichtbare Voraussetzung für eine homöopathische Behandlung bilden.

Leider hat die Bezeichnung „homöopathische Arzneimittel" zur Folge, dass Sachunkundige, denen, wie es oft geschieht, ohne Berücksichtigung des Ähnlichkeitsprinzips „homöopathische Arzneien" verordnet bzw. verabreicht werden, allein aufgrund der Auskunft, eine homöopathische Arznei erhalten zu haben, sich in dem irrigen Glauben wiegen, von ihrem Arzt auch homöopathisch, behandelt worden zu sein.

Einleitung

Das 15. Jahrhundert kennzeichnet den Übergang vom dunklen Mittelalter zur Neuzeit. Es war die Zeit der großen Veränderungen in fast allen Bereichen des Lebens. Die Erfindung des Buchdruckes durch Gutenberg, der zwischen 1452 und 1454 die erste Bibel druckte und veröffentlichte, ermöglichte nunmehr dem aufstrebenden Bürgertum an Informationen heranzukommen und Schriften weiter zu verbreiten, die bis dahin in den Klöstern konserviert und zensiert wurden und kaum jemandem zugänglich gewesen waren. Durch den Buchdruck konnten neue technische Innovationen und die unterschiedlichsten Nachrichten ungleich schneller unter das Volk gebracht werden. Auch die Idee des Humanismus kam erstmals auf.

Die Städte errichteten eigene Schulen und Universitäten. Der Klerus begann auf diese Weise seine Bildungshoheit allmählich zu verlieren und immer mehr Menschen fingen, begünstig durch die besseren Informationsmöglichkeiten an, aus bereits vorhandenen, bisher aber nur Eingeweihten bekannten Quellen, eigenen Erfahrungen und überprüfbaren Beobachtungen eine Erkenntnis über Gott und die Welt zu suchen. Die menschliche Vernunft und die Betrachtung der Schöpfung, insbesondere die der mit den Sinnen wahrnehmbaren Welt, bildeten von nun an die Kriterien zur eigenen Meinungsbildung. Dies führte noch lange zu erheblichen Meinungsverschiedenheiten zwischen der Obrigkeit und der Kirche einerseits und dem auch finanziell stärker werdenden Bürgertum andererseits.

Dieser Prozess ist bis heute noch immer im Gange. Was die Inquisition in den folgenden Jahrhunderten letztlich erfolglos zu verhindern versuchte, das macht im wissenschaftlichen Bereich heute sehr erfolgreich das wissenschaftliche Establishment. Die Kontrolle der öffentlichen Meinung wurde und wird durch den weltweiten Einfluss der interessengesteuerten Medien entscheidend optimiert, perfektioniert und effektiv gelenkt, entsprechend der Bedeutung der jeweiligen Fachbereiche. Die brutalen Methoden der Inquisition werden heute lediglich subtiler durch gelenkte Information der Öffentlichkeit oder durch Verschweigen gehandhabt, indem unerwünschte Meinungen einfach nicht veröffentlicht werden.

Indem Hahnemann vor gut 200 Jahren auf Grund seiner Beobachtungen und Überlegungen erkannt hatte, dass bei einer Erkrankung zunächst nur die Lebenskraft des betreffenden Kranken verstimmt ist und erst als Folge dieser Verstimmung Krankheitssymptome auftreten, welche durch die Verabreichung hochpotenzierter, nach dem Ähnlichkeitsprinzip verordneter Arzneien durch das Einwirken „geistartiger", von ihm derzeit noch nicht näher zu bezeichnenden Kräfte dauerhaft verschwinden, hat er in einer Zeit, in der die Kranken noch mit Schröpfen, Aderlässen und Klistieren malträtiert wurden, eine völlig neue „sanft und dauerhaft" heilende Therapie, die „Homöopathie", entdeckt und systematisch zu einer funktionierenden, nach strengen Regeln durchzuführende Heilmethode aufgebaut.

Jedoch werden weder die Homöopathie noch zahlreiche andere, in völlig unterschiedlichen Fachgebieten gemachten und von der offiziellen Lehre abweichenden Forschungsergebnisse und Entwicklungen von dem wissenschaftlichen Establishment bis heute anerkannt. Die Gründe hierfür liegen auf der Hand: Zum einen weil machtvolle Lobbyisten offenbar um ihre Pfründe fürchten und - da nicht sein kann, was nicht sein darf - alles behindern, was für sie mit Machtverlust und finanziellen Einbußen verbunden sein könnte, zum anderen weil einige Professoren ihre Reputation gefährdet sehen und drittens, weil manche Interessensgruppen nicht bereit sind, ihre geistigen Kontrollfunktionen aufzugeben.

Im Nachfolgenden versuche ich darzulegen, dass es sich bei den von Hahnemann beschriebenen „geistartigen" Kräften, um elektromagnetische Schwingungen, bzw. elektromagnetische Felder handeln muss, welche einander bedingend, durch ihre permanenten Wechselwirkungen für die Heilungsvorgänge bei den mit Hochpotenzen durchgeführten Behandlungen verantwortlich sind.

Wenn ich in diesem und einigen anderen Kapiteln sehr weit aushole, was einigen missfallen mag, so nur, um an ganz unterschiedlichen Beispielen zu zeigen, dass diese elektromagnetischen Felder auch im gesamten

Naturgeschehen, im Mikro- wie im Makrokosmos, also im ganz Kleinen wie im ganz Großen, eine alles beherrschende Rolle spielen. Sie lassen letztlich unseren Kosmos aus heutiger Sicht so funktionieren, wie wir ihn zwar kennen, aber immer noch nicht richtig verstanden haben.

Wie die nachfolgenden Beispiele zeigen, werden auch auf diesen Gebieten forschende Wissenschaftler, deren Erkenntnisse nicht mit der gängigen Lehrmeinung übereinstimmen, immer wieder benachteiligt und diskriminiert.

So stellt Federico di Trocchio, Professor für Wirtschaftsgeschichte an der Universität von Lecce, in seinem Buch, „Newtons Koffer, Querdenker und ihre Umwege in die Wissenschaft", Rohwohlt Taschenbuchverlag, 2001, u.a. fest:

„Die Anmaßung, im alleinigen Besitz der Wahrheit zu sein, hat das wissenschaftliche Establishment dazu verleitet, auch das Monopol der Wissenschaftsfinanzierung und der Veröffentlichungsmöglichkeiten zu fordern. Der Fall Arp und der noch dramatischere Fall Hillmann, die im III. Kapitel behandelt werden, haben deutlich gezeigt, dass Wissenschaftler mit abweichender Meinung heute riskieren, die Finanzmittel und die für ihre Arbeit erforderlichen Instrumente zu verlieren, ganz zu schweigen von der Möglichkeit, ihre Ideen bekannt zu machen und zu verbreiten. Aber wenn nonkonformistische Wissenschaftler ihre Karriere riskieren, riskiert die westliche Gesellschaft Stagnation oder, schlimmer noch, technologischen Rückschritt."

An anderer Stelle schreibt Professor di Trocchio: *„Im IV. Kapitel habe ich versucht zu zeigen, wie Wissenschaftler in diesem unglücklichen Fall wie in anderen (häufig unsichtbare) Tribunale bildeten, die ebenso, wenn nicht grausamer als die Inquisition waren. Wenn dies richtig ist, bleibt nur der Schluss, dass heute die Intoleranz der Religion durch die Intoleranz der Wissenschaft ersetzt worden ist."* Ende der Zitate.

Der jüngst verstorbene Halton Arp war allgemein als bestens ausgebildeter und kompetentester experimenteller Kosmologe anerkannt. Allerdings traf ihn der Bann der Gurus, als er bei seinen Beobachtungen von Quasaren zu dem Ergebnis kam, dass Hubbles Gesetz, nach dem man die Entfernung der rätselhaften Himmelskörper auf Grund der Rotverschiebung messen kann, falsch ist. Er hatte Quasare entdeckt, die auf Grund ihrer sehr hohen Rotverschiebung sehr weit entfernt sein mussten neben Galaxien, die unserem Planeten vergleichsweise sehr nahe sind. Auf diese Weise hatte er bestätigt, dass die Rotverschiebung der Spektren keineswegs ausschließlich als Doppler-Effekt gewertet werden darf, sondern dass, wie bereits 1960 von R. V. Pound und G. A. Rebka nachgewiesen wurde, auch gravitative Rotverschiebungen von Gamma-Strahlung möglich sind. (Die Gammastrahlung ist eine besonders durchdringende elektromagnetische Strahlung).

Mit diesen Ausführungen hatte er gegen das Dogma des Urknalls verstoßen. Die Reaktion der modernen Inquisition folgte schließlich 1988. Arp wurde nicht mehr erlaubt, das Teleskop der Mount-Palomar-Sternwarte zu benutzen. Er wurde einfach von seinem Kollegenkreis ausgestoßen und seine Karriere hatte ein Ende gefunden. Ein Vorgang, der einer Exkommunikation durch die katholische Kirche im Mittelalter entspricht. Dieser Kirchenbann ist eine Kirchenstrafe, durch die ein Gläubiger von der Kirchengemeinschaft ausgeschlossen wird, wenn er bestimmte Glaubenssätze nicht anerkennt oder sogar leugnet.

Gleichzeitig wurde durch dieses Experiment Einsteins Relativitätstheorie, dass Photonen der Schwerkraft unterliegen, ein weiteres Mal betätig. Wenn etwas der Schwerkraft unterliegt, dann muss Energie verbraucht werden, damit es sich gegen die Schwerkraft bewegen kann. Dieser Energieverlust lässt sich in Form der Rotverschiebung der Spektren nachweisen und wird als Doppler-Effekt bezeichnet. Dieser Energieverlust hat zur Folge, dass Photonen ermüden, das heißt, dass sie nur eine begrenzte Lebensdauer haben. Dieser Sachverhalt erklärt auch, warum das Olberssche Paradoxon, demzufolge der Nachthimmel hell sein müsse, gar kein Paradoxon ist.

Olbers argumentierte, dass in einem unendlichen Universum, das im Mittel eine gleichmäßige Sterndichte aufweist, der Blick eines Beobachters in jeder beliebigen Richtung irgendwann auf einen Stern treffen und daher der Nachthimmel ebenso hell wie die Sonnenoberfläche sein müsse. Nach heutiger offizieller Lehre lässt sich das Paradoxon angeblich durch das Standardmodell der Kosmologie erklären, da sich das gesamte Universum durch Expansion aus dem Urknall entwickelt haben soll. Nach dieser Argumentation gibt es zu jedem Zeitpunkt einen maximalen Radius, außerhalb dessen noch keine Sterne existieren können und deshalb sei es nachts dunkel. Tatsache aber ist, dass die Ermüdung des Lichtes, also der Photonen, dazu führt, dass uns nur ein Bruchteil der Photonen aus den Weiten des Universums erreicht und der fiktive Urknall ausschließlich auf der Interpretation mathematischer Berechnungen des belgischen Jesuiten und Physikers, Monsignore Georges Lemaître (1894 - 1966) beruht.

Lemaître nahm Einsteins Spezielle Relativitätstheorie über Zeit und Raum als etwas Reales wahr und übersah, wie Einstein übrigens auch, dass sie einen mathematischen Raum errechnet hatten, der, je nach Rechenansatz, im Gegensatz zu dem realen Raum unserer Anschauung, beliebig viele Dimensionen annehmen kann, siehe auch String-Theorie. Das ist zwar mathematisch korrekt und führt auch zu brauchbaren Ergebnissen, erklärt aber nicht, wie die Vorgänge, die sie beschreiben, in der Natur zustande kommen und welche Bedingungen zu diesen Vorgängen führen. Warum derart intelligente Menschen wie Einstein und Lemaître den Raum und die Zeit dafür verantwortlich machten, ist nicht nachvollziehbar, da Raum und Zeit Vorstellungen in unserem Gehirn und nichts Reales sind. Nach gesicherten wissenschaftlichen Erkenntnissen benötigt der Mensch etwa 12 Jahre bis dieser Lernprozess abgeschlossen ist.

So wie man Entfernungen bzw. Ausdehnungen mit einer Eichgröße, dem Meter, beschreibt und berechnet, so benötigt man für die Beschreibung von Geschwindigkeiten, mit denen Veränderungen stattfinden, eine Eichgröße, in Form von Uhren. Diese Uhren können Veränderungen umso genauer angeben, je konstanter die Schwingung ihres Taktgebers ist. Bei Räderuhren sind dies das Pendel oder die Unruh, bei der Quarzuhr ist es ein Schwingquarz, der die Frequenz eines Quarzoszillators konstant hält. In Atomuhren macht man sich die Eigenschaft von Atomen zu Nutze, beim Übergang zwischen zwei Energiezuständen elektromagnetische Wellen einer bestimmten Frequenz abzustrahlen oder zu absorbieren. Allen Uhren ist aber gemeinsam, dass sie mit zunehmender Beschleunigung, wie alle Vorgänge ihres jeweiligen Systems, langsamer gehen.

Aus diesem Grunde werden z. B. die Uhren in den Satelliten für unser GPS System mit einer Referenzuhr auf unserer Erde, die als Taktgeber dient, fortwährend verglichen und angepasst. Schon Abweichungen von 1/1000 Sekunde würden zu einer Fehlweisung von 300 Metern führen. Das bedeutet, dass alle Vorgänge in einem System im Bereich der Lichtgeschwindigkeit zum Stillstand kommen und die Temperatur dieses Systems 0 Kelvin betragen würde. Zeitreisen sind also reine Phantasieprodukte realitätsferner Theoretiker. Ganz davon abgesehen, dass niemand ein Ziel erreichen kann, bevor er gestartet ist, gleichgültig wie spontan und wie stark er beschleunigt.

Die Zeit ist also nichts Gegenständliches. Das, was wir als Zeit bezeichnen, ist der Vergleich unterschiedlicher Geschwindigkeiten zueinander oder in Bezug auf eine Eichgröße, z. B. ein Pendel bei mechanischen Räderuhren oder der Übergang zwischen zwei Energiezuständen elektromagnetischer Wellen einer bestimmten Frequenz bei Atomuhren.

Die theoretischen Berechnungen auf Grund Einsteins Formeln ergeben, u. a. auch, dass sich das Universum ausdehnt. Das bedeutet im Umkehrschluss, dass das Universum aus einem Punkt entstanden sein muss, also durch den berühmt berüchtigten Big Bang. Wenn aber die Zeitskala gegen Null geht, wird nach dieser Rechnung das Volumen unseres Universums unendlich klein und die Energiedichte unendlich groß. Es entsteht also eine paradoxe Situation. Nichts und die Unendlichkeit existieren gleichzeitig. Diesen Zustand bezeichnet man als Singularität und Beginn des Urknallphänomens. Ein derartiges mathematische Paradoxon steht nicht nur im Widerspruch zur Quantenphysik, es widerspricht auch den Berechnungen, nach denen Schwarze Löcher derart massiv sind, dass in ihrem Inneren sich nichts bewegen kann. Das bedeutet, dass sie keine kinetische Energie besitzen, ihr Innentemperatur den absoluten Nullpunkt erreicht hat und dass die Zeit in ihrem Inneren stillsteht. Wenn also in den Schwarze Löchern die Temperatur

0 Kelvin beträgt, wie sollen da beim Urknall Temperaturen von 10^{32} Grad geherrscht haben? Abgesehen davon kann sich ohne kinetische Energie nichts ausdehnen oder explodieren. Man muss halt auch einmal darüber nachdenken, ob man die richtige Formel für das jeweils bestehende Problem anwendet und ob man sie verallgemeinern kann.

Lemaître veröffentlichte seine Berechnungen und seine Beweisführung 1927 in den „Annales de la Societe scientifique de Bruxelles". Noch im gleichen Jahr sprach er mit Einstein in Brüssel, der zunächst völlig irritiert feststellte: „Ihre Berechnungen sind richtig, aber Ihr Verständnis der Physik ist abscheulich!" Schließlich hatte Lemaître mit seinen Berechnungen Einsteins Vorstellung von einem statischen Universum über den Haufen geworfen. Der hatte 1915 mit seiner Allgemeinen Relativitätstheorie das bestehende Weltbild erschüttert: Laut Einstein sind Raum und Zeit miteinander verschmolzen. Dass als Folge dieser mathematischen Ergebnisse mit jeder Zeitveränderung auch eine Verformung des Weltalls verbunden ist, ignorierte der Deutsche aber einfach. Einstein stellte sich das Universum starr und ewig vor; sein größter Irrtum, wie er selbst bekannte. Auf einer Tagung im November 1951 akzeptierte die *Päpstliche Akademie der Wissenschaften* Lemaîtres Theorie. Papst Pius XII. führte in einem abschließenden Vortrag aus, der mit dem Urknall zeitlich festlegbare Anfang der Welt sei einem göttlichen Schöpfungsakt entsprungen.

Die Berechnungen von Lemaître sind zwar mathematisch korrekt, werden aber immer noch fehlinterpretiert, da man nicht zwischen dem mathematischen Raum und dem Raum unserer Anschauung, also der Realität unterscheidet. Der Raum ist nämlich nur eine Randbedingung eines bestimmten Inhaltes, also eines Volumens, das von einer Oberfläche begrenzt ist und umschlossen wird. Das Volumen einfacher geometrischer Körper wie Würfel und Quader lässt sich aus den drei Dimensionen, welche auch als Kantenlängen oder Koordinaten bezeichnet werden, nämlich der Länge, der Breite und der Höhe, berechnen und ist unveränderlich, unabhängig davon, was innerhalb dieses Volumens geschieht. Wenn aber ein Mathematiker die Bewegung eines Objektes innerhalb dieses Raumes berechnen will, benötigt er notgedrungen die

Zeit als vierte Dimension. Dieser Sachverhalt hat jedoch keinerlei Einfluss auf das Aussehen eines Raumes, in dem die Dauer der Veränderung von Positionen einzelner oder mehrerer Objekte berechnet werden soll. Ein Raum, der das Aussehen eines dreidimensionalen Würfels hat, würde, wenn Lemaître und Einstein Recht hätten, in der Realität zu einem vierdimensionalen Würfel werden, wenn sich z. B. ein Objekt in seinem Inneren bewegt und ein Mathematiker diesen Vorgang berechnet. Wenn ein dreidimensionaler Würfel zu einem vierdimensionalen Würfel wird, kann er nur zu einem abstrakten mathematischen Raum, einem sogenannten Phasenraum werden, der nichts mehr mit dem „normalen" dreidimensionalen Raum zu tun hat, den wir jeden Tag erfahren.

Der Phasenraum eines dynamischen Systems wird durch die Anzahl der Freiheitsgrade bestimmt. Damit ist die Zahl der Parameter gemeint, die nötig sind, um das System vollständig mathematisch zu beschreiben. Den vierdimensionalen Würfel bezeichnet man auch als Tesserakt oder als einen vierdimensionalen Hyperwürfel. Der Tesserakt verhält sich zum Würfel wie der Würfel zum Quadrat. Er hat 16 Ecken, 32 gleich lange Kanten, 24 quadratische Flächen, und wird durch 8 würfelförmige Zellen begrenzt. Diese Zellen bezeichnet man auch als Begrenzungswürfel des Tesserakts. In jeder Ecke treffen 4 Kanten, 6 Flächen und 4 Zellen jeweils senkrecht aufeinander. Dies alles geschieht also in dem Augenblick, in dem der Mathematiker zu rechnen beginnt. So lange niemand anfängt zu rechnen, bleibt der Würfel dreidimensional. Allein dieser Sachverhalt sollte eigentlich jedem normalen Sterblichen klarmachen, dass die vierdimensionale Raumzeit ein Begriff ist, mit dem sich Mathematiker bei kosmischen Problemen herumschlagen, um bestimmte Vorgänge im Universum beschreiben zu können. In der Realität gibt es jedoch keinen vierdimensionalen Raum und was nicht existiert, kann auch keine Kraft ausüben und sich krümmen.

Die Formeln von Einstein sind zwar richtig und werden auch erfolgreich für die jeweiligen Problemlösungen genutzt, allerdings werden ihre Ergebnisse bis heute falsch erklärt. Einstein beschreibt mit seinen Berechnungen keineswegs Krümmungen einer fiktiven Raumzeit, sondern das

Verhalten von Objekten untereinander und zueinander bei unterschiedlichen Druckverhältnissen durch das Medium Äther, das erst kürzlich durch den Nachweis von Gravitationswellen bestätigt wurde.

Über ein Medium, das das Universum erfüllen sollte und von Maxwell als Lichtäther bezeichnet wurde, verfasste er einen 1878 in der „Encyclopaedia Britannica" erschienen Eintrag mit folgender Zusammenfassung: *„Welche Schwierigkeiten auch immer wir haben, eine schlüssige Vorstellung von der Beschaffenheit des Äthers zu entwickeln, so kann es doch keinen Zweifel daran geben, dass die interplanetarischen und interstellaren Räume nicht leer, sondern von einer materiellen Substanz oder einem Körper erfüllt sind, der mit Sicherheit der größte und wahrscheinlich der einheitlichste Körper ist, von dem wir wissen."* Ende des Zitates.

Die gegenseitige „Beschattung" der Körper, also ihre scheinbare Anziehungskraft, untereinander, bleibt so lange bestehen, bis der Druck zwischen den Körpern und ihrer Umgebung ausgeglichen ist. Der Äther verhält sich wie die Luft in unsere Atmosphäre und was für die Meteorologen das Barometer, das ist für die Physiker die Masse. Das ist auch der Grund, warum eine Hantel, die 5 kg wiegt z. B. auf dem Mond nur noch 1/6tel so schwer und auf einem Satelliten schwerelos ist, obwohl sich an ihrem Aussehen und ihrer Zusammensetzung nichts geändert hat.

Auf unserer Erde erscheint das Wassermolekül H_2O je nach Rahmenbedingungen als Luftfeuchtigkeit, Nebel und Wolken und wird nach einem Phasenübergang zu Wasser oder Eis. Alle drei Phasen können sich auch wieder ineinander umwandeln.

Aus dem Äther entstehen durch Phasenübergänge plastische, visköse elektromagnetische Felder und massive Quarks, die in Form der Jets an den Polen von Quasaren als Quarks und am Gegenpol als Antiquarks ausgestoßen werden. Jedes Atom besteht aus Quarks, Antiquarks, dem sogenannten Atomkern und der elektromagnetischen Atomhülle, die von den Quarks und Antiquarks aufgebaut und erhalten wird. Eine ausführliche Beschreibung finden Sie in meinem Buch „Wir kommen aus den Weiten des Alls", BoD Verlag.

Doch nun zur Chaosforschung. Hier spricht man in dem oben beschriebenen Zusammenhang von sogenannten Attraktoren. Das heißt, bei Veränderungen von Oszillationen in nichtlinearen Systemen besteht eine Anziehung zu bestimmten Entwicklungen und Mustern. Die Entwicklung ist sozusagen in eine bestimmte Richtung kanalisiert. Solche Attraktoren, eine Art „desorganisierte Organisation", stellen eine mathematische Kurve in einem mehrdimensionalen Raum, dem sogenannten Phasenraum dar, in welchem Ort und Geschwindigkeit dynamischer Systemänderungen zum Ausdruck kommen. Sie sind folglich „ein Gebiet im Phasenraum", das seine Anziehungskraft auf das jeweilige System ausübt und in ihnen enthaltene Systeme anscheinend assimiliert, also ihre Vorgänge optimiert, indem es Stoffe aufnimmt, einordnet und / oder entsprechend umwandelt.

In der Chaosforschung spricht man deshalb von einer „selbstähnlichen Struktur". Unter Selbstähnlichkeit versteht man den Effekt, dass man Formen erkennt, die der Grundform oder sonst einer Struktur, die bei kleinerer Vergrößerung schon einmal auftrat, ähneln. Dabei sieht man sehr selten zwei komplett gleiche Formen – immer gibt es einen, wenn auch winzig kleinen Unterschied. Die Formen sind, wie schon Hahnemann lange vor den Erkenntnissen der Chaosforschung schrieb „selbstähnlich".

Briggs und Peat beschreiben diese Iterationen (lat. iterare = wiederholen) allgemein als einen Prozess mehrfachen Wiederholens gleicher oder ähnlicher Vorgänge und Entwicklungen zur Annäherung an eine Lösung oder ein bestimmtes Ziel und stellen deshalb fest: *„Rückkoppelung durch stetige Wiederaufnahme und Wiedereinbeziehung von allem, was vorher war - begegnet uns fast überall: in sich verändernden Wettersystemen, bei der künstlichen Intelligenz und in der periodischen Erneuerung unserer Körperzellen."* Ende des Zitates.

Es handelt sich hierbei folglich um eine universelle Eigenschaft von nichtlinearen chaotischen Systemen.

Trotzdem wird, obwohl das jeder Logik widerspricht, offiziell erklärt und kritiklos geglaubt, dass im Rahmen des Raum-Zeit -Kontinuums der vierdimensionale Raum real existiert und behauptet, dass der Urknall nicht als eine Explosion der Materie im Raum zu verstehen ist, sondern dass Raum, Zeit und Materie erst durch den Urknall entstanden sind. Das ist zwar richtig, denn wo nichts ist, gibt es auch weder Materie noch irgendetwas, das sich bewegt oder irgendeine Veränderung stattfindet. Ohne kinetische Energie kann aber nichts entstehen und es kann auch keine Temperatur von 10^{32} Grad bestehen, denn die Temperatur ist ein Maß für die Bewegungsintensität. Tatsache aber ist, dass das Universum, wie der kürzlich erfolgte Nachweis von Gravitationswellen beweist, von einem beweglichen Medium erfüllt ist, das in unterschiedlicher Dichte das Universum erfüllt, sich in dauernder unterschiedlich intensiver Bewegung befindet und, wie Berechnungen mit der Boltzmann-Konstante beweisen, für die Gravitation verantwortlich ist. Die Boltzmann-Konstante ist ein fester Wert, der sich auf den Mittelwert der Energie eines Moleküls in Bezug auf die absolute Temperatur bezieht und der Umrechnungsfaktor bzw. Proportionalitätsfaktor zwischen mechanischer (kinetischer) Energie und thermischer Energie. Deshalb ist die sogenannte Hintergrundstrahlung von etwa 3 Kelvin keineswegs das Echo eines fiktiven Urknalls, sondern die Raumtemperatur des Universums, die nicht unterschritten werden kann. Näheres kann man, ebenfalls in meinem Buch „Wir kommen aus den Weiten des Alls", BoD Verlag, nachlesen.

Als Nobody hat man es natürlich schwer, einer breiten Öffentlichkeit zu erklären, dass die Anhänger der Urknalltheorie mit ihren Argumentationen gegen viele Naturgesetze verstoßen. Trotzdem habe ich in diesem, Buch versucht, für meine Darlegungen eine ausführliche Begründung zu geben. Schließlich blieb die Erde ja auch nicht dauerhaft eine Scheibe. Man kann nie ausschließen, dass einige Menschen trotz aller Widerstände bereit sind, sich eine eigene Meinung zu bilden, anstatt für sich denken zu lassen. Die im Grundgesetz garantierte Freiheit von Forschung und Lehre ist also bestenfalls als Absichtserklärung zu verstehen und hat nichts mit der Realität zu tun.

Als weiteres Beispiel für viele möchte ich auf die verhängnisvollen Einwirkungen von Vorgesetzten im Europäischen Kernforschungszentrum Cern auf wissenschaftliche Arbeiten verweisen. An dieser Stelle möchte ich darauf hinweisen, dass die BRD im Jahr 2014 mit 20,27% = 182 Millionen € Steuergelder zur Finanzierung dieser Einrichtung beigetragen hat.

Mitte der sechziger Jahre des vorigen Jahrhunderts kam der Physiker Murray Gell-Mann zu der Überzeugung, dass Protonen und Neutronen aus drei noch kleineren Teilchen zusammengesetzt sind, die er Quarks nannte. Unabhängig davon entwickelte George Zweig am CERN etwa gleichzeitig ein ähnliches Modell, dessen fundamentale Bausteine er „aces" nannte. Da jedoch die Veröffentlichung seiner Manuskripte am Widerstand von Vorgesetzten scheiterte, veröffentlichte etwas später Marray Gell-Mann, ohne Kenntnis der Unterlagen von Zweig, seine Arbeit und bekam dafür 1969 den Nobelpreis. So wurde Zweig durch seine inkompetenten Vorgesetzten um seinen wissenschaftlichen Erfolg gebracht.

Ein vergleichbares Schicksal widerfährt Hahnemann, indem die von ihm initiierte homöopathische Heilmethode als Folge von Inkompetenz und Arroganz bis heute keine wissenschaftliche Anerkennung erfährt. Wer als Wissenschaftler nicht „spurt" und sogar die Dinge hinterfragt, dessen wissenschaftliche Laufbahn wird beendet. So viel zu der Macht des wissenschaftlichen Establishments und dem Unterschied zu den Methoden der Inquisition. Allerdings wird heute in unseren Breiten niemand mehr auf den Scheiterhaufen gebracht, um die CO_2-Belastung durch einen unnötigen Verbrennungsvorgang möglichst gering zu halten.

Die gedankliche Durchdringung des Weltzusammenhangs mit wissenschaftlich verantworteter und nachvollziehbarer Methodik wurde durch Nikolaus Kopernikus (1473 -1543) mit seiner Idee vom heliozentrischen System eingeleitet und bedeutete deshalb eine wissenschaftliche Revolution. Schließlich hatte er nach umfangreichen Literaturstudien das 1400 Jahre alte geozentrische Weltbild des Ptolomäus gestürzt und damit das „dunkle Mittelalter" hinter sich gelassen und angefangen, das Tor zur Neuzeit zu öffnen. Die Erde wurde von ihm aus dem Mittelpunkt der Welt herausgelöst und als einfacher Planet eingestuft. Stattdessen rückte jetzt die Sonne in das Zentrum des Kosmos, um das alle Planeten und auch unsere Erde kreisen. Obwohl uns dieser Sachverhalt heute als selbstverständlich erscheint, dauerte es noch eine lange Zeit, bis sich das neue Gedankengut wirklich durchsetzte.

Unter diesen Voraussetzungen war es Galileo Galilei und Isaac Newton möglich, mit ihren Arbeiten und Veröffentlichungen die Grundsteine für eine seriöse Kosmologie, leistungsstarke Mathematik und die klassische Physik zu legen. Die Lehre Hahnemanns ist jedoch bis heute umstritten und wird emotional und unseriös bekämpft. An dem folgenden Beispiel möchte ich diese Feststellung nachvollziehbar machen.

Als nach den Plänen des Institutes für Medizinische und Pharmazeutische Prüfungsfragen die Homöopathie Teil des Gegenstandskataloges für das Medizinstudium werden sollte, verabschiedete der Fachbereichsrat Humanmedizin der Philipps-Universität Marburg am 2. Dezember 1992 mit 16 Ja-Stimmen und bei 3 Enthaltungen seine sogenannte *„Marburger Erklärung zur Homöopathie"*. Der Text dieser Erklärung lautet (Natur und Medizin 2/93):

„Wir sagen hierzu nein. Der Fachbereich Humanmedizin der Philipps-Universität Marburg verwirft die Homöopathie als eine Irrlehre. Nur als solche kann sie Gegenstand der Lehre sein. In diesem Sinne reicht das Lehrangebot in Marburg aus. Wir sehen jedoch die Gefahr, dass man von uns „Neutralität" und „Ausgewogenheit" in diesem Stoffgebiet fordern wird, und sind nicht bereit, unseren dem logischen Denken verpflichteten Standpunkt aufzugeben zugunsten der Unvernunft. Wir betrachten die Homöopathie nicht etwa als eine unkonventionelle Methode, die weiterer wissenschaftlicher Prüfung bedarf.

Wir haben sie geprüft. Homöopathie hat nichts mit Naturheilkunde zu tun. Oft wird behauptet, der Homöopathie liege ein „anderes Denken" zu Grunde. Dies mag so sein. Das geistige Fundament der Homöopathie besteht jedoch aus Irrtümern („Ähnlichkeitsregel"; „Arzneimittelbild", „Potenzieren durch Verdünnen"). Ihr Konzept ist es, diese Irrtümer als

Wahrheit auszugeben. Ihr Wirkprinzip ist Täuschung des Patienten, verstärkt durch Selbsttäuschung des Behandlers.

Wir leugnen nicht, dass sich mit „Homöopathie" mitunter therapeutische Wirkungen erzielen lassen, wobei es sich um so genannte Placebo-Effekte handelt. Nun könnte man einwenden: was scheren uns Wirkprinzip und geistiges Fundament, wo es doch allein auf den Effekt ankommt.

Nach dieser Logik müssten unsere Medizinstudenten auch in folgenden Gegenständen unterrichtet und geprüft werden: Irisdiagnostik; Reinkarnationstherapie; astrologische Gesundheitsberatung (Bedeutung der Sternzeichen für die Neigung zu bestimmten Krankheiten). Mit all diesen Methoden, deren Wirkprinzip die Täuschung ist, lassen sich nicht nur therapeutische Effekte, sondern auch beträchtliche Umsätze erzielen. Mit den geistigen Grundlagen der Philipps-Universität Marburg sind diese Methoden ebenso wenig vereinbar, wie es die „Homöopathie" ist.

Wir behaupten keineswegs, dass die von uns vertretene Wissenschaft alles erforschen und erklären kann; wohl aber versetzt sie uns in die Lage zu erklären, dass die Homöopathie nichts erklären kann. Ein der Allgemeinheit von interessierter Seite eingeredeter Aberglaube mag dies anders sehen und sich Ausgewogenheit und Zusammenarbeit zwischen „Homöopathie" und „Allopathie" wünschen. Richtschnur unseres Handelns ist aber nicht ein in der Bevölkerung lebender und publizistisch geschürter Aberglaube, sondern die menschliche Vernunft, die uns sagt, dass die Worte „Homöopathie" und „Allopathie" nicht etwa einen Gegensatz, sondern eine einzige unsinnige Begriffswelt bezeichnen. Wir weisen darauf hin, dass an der Philipps-Universität Marburg auch keine „Allopathie" gelehrt wird." Ende des Zitates.

Dieser Argumentation von Professoren, die unseren medizinischen Nachwuchs ausbilden sollen, möchte ich dem interessierten Leser die Ausführungen Hahnemanns entgegenstellen: Entweder waren die Gegner der Homöopathie bereits beim Lesen des Originaltextes überfordert oder haben sich überhaupt nicht mit den präzisen und eindeutigen Darlegungen Hahnemanns befasst, denn sonst könnten diese

Autoren der Marburger Erklärung nicht behaupten, dass das sogenannte „Potenzieren durch Verdünnen" geschehe. Wer aber das Wesentliche einer Aussage nicht zu erfassen vermag, dem kann man nur raten: „Si tacuisses, medicus mansisses!" (Wenn du geschwiegen hättest, dann hätte man dich weiterhin für einen Mediziner gehalten.)

Offensichtlich hatten schon die Zeitgenossen Hahnemanns Schwierigkeiten, den Sinn und die Bedeutung des Verreibens oder Verschüttelns der Arznei nach jeder durchgeführten Verdünnung zu erkennen. Aus diesem Grund weist Hahnemann noch einmal ausdrücklich und anschaulich in einer Fußnote zu § 269 seines 1810 erschienenen Hauptwerkes, dem „Organon der Heilkünste", S.244 darauf hin, dass das Verdünnen und eine ganz bestimmte Bearbeitung des Arzneimittels auf jeder Verdünnungsstufe erst zur Entwicklung der Arzneikraft führen. Bei dieser neuen Art der Arzneimittelzubereitung handelt es sich um zwei völlig verschiedene aber untrennbar miteinander gekoppelte Arbeitsvorgänge. Ich zitiere:

„*Man hört noch täglich die homöopathischen Arznei-Potenzen bloß Verdünnungen nennen, da sie doch das Gegentheil derselben, d.i. wahre Aufschließung der Natur-Stoffe und zu Tage-Förderung und Offenbarung der in ihrem innern Wesen verborgen gelegenen specifischen Arzneikräfte sind, durch Reiben und Schütteln bewirkt, wobei ein zu Hülfe genommenes, unarzneiliches Verdünnungs-Medium bloß als Neben-Bedingung hinzutritt. Verdünnung allein, z.B. die, der Auflösung eines Grans Kochsalz wird schier zu bloßem Wasser; der Gran Kochsalz verschwindet in der Verdünnung mit vielem Wasser und wird nie dadurch zur Kochsalz-Arznei, die sich doch zur bewundernswürdigsten Stärke, durch unsere wohlbereiteten Dynamisationen, erhöht.*" Ende des Zitates.

Bis heute vermögen die Vertreter der Homöopathie, den Kritikern der von Hahnemann entwickelten Heilmethode, welche jegliche Wirkung hochpotenzierter Arzneien abstreiten, einzig und allein das sicherlich nicht zu bestreitende Argument: „Wer heilt, hat Recht!" entgegenzusetzen, ein Argument, mit dem sich, allerdings keine wissenschaftliche Anerkennung erreichen lässt.

Aber auch die Vertreter der Homöopathie haben leider, ohne es zu wollen, in mancherlei Hinsicht dazu beigetragen, diese wertvolle Therapie unglaubwürdig zu machen.

So wurde z.B. im Jahre 1997 ein Versuch veröffentlicht, der als die „*Münchener Kopfschmerz-Studie*" bekannt geworden ist. Angeblich handelte es sich um eine der hochwertigsten Homöopathie-Studien an Patienten, die je unternommen wurden, so die Verlautbarung besagter „Experten".

Die Homöopathen wählten unbegreiflicher Weise ausgerechnet Kopfschmerzpatienten, also chronisch Kranke, als Versuchspersonen. Schließlich ist bekannt, dass die homöopathische Heilung der an einer chronischen Erkrankung leidenden Menschen, wie schon Hahnemann betonte, alles andere als einfach ist und besonders hohe Anforderungen an die behandelnden Ärzte und ihre Patienten stellt. Außerdem kommt erschwerend hinzu, dass Kopfschmerzen durch die mannigfaltigsten Ursachen ausgelöst werden können, weshalb diese Studie für einen Wirksamkeitsnachweis der Homöopathie schon auf Grund der vielen unberechenbaren Umstände denkbar ungeeignet war.

Außerdem müssen, im Gegensatz zu akuten Erkrankungen, wegen der sich während der homöopathischen Behandlung chronisch Kranker oft verändernden Patientensymptomatik in unterschiedlichen Abständen nacheinander zumeist weitere, zum jeweils aktuellen Befinden „passende" homöopathische Arzneien eingesetzt werden, weshalb bis zur endgültigen Heilung, so diese gelingen soll, Wochen oder sogar viele Monate vergehen können und man derartige Behandlung nur erfahrenen Homöopathen überlassen sollte.

Gerade bei der Behandlung chronischer Erkrankungen spielen ja nicht nur die Fähigkeit, die umfangreiche Kenntnis der einzelnen Arzneimittelbilder, die homöopathische Erfahrung und die Menschenkenntnis der einzelnen Therapeuten bei der Auffindung des geeigneten homöopathischen Arzneimittels eine wichtige Rolle, sondern auch das mit geradezu detektivischem Spürsinn durchzuführende Ermitteln der die anfänglichen Krankheitssymptome eventuell auslösende seelische oder körperliche Ursache sowie die möglichst genaue Erfassung der Modalitäten der vorhandenen Beschwerden, wobei Suggestivfragen vermieden werden müssen.

Jeder Kriminalist kann ein Lied davon singen, wie oft bei den Aussagen durchaus glaubwürdig erscheinender Menschen, sobald es sich um weiter zurückliegenden Ereignissen handelt, vorkommt, dass ihr Gedächtnis ihnen einen Streich spielt, wodurch die Ermittlungen erschwert oder leicht in eine falsche Richtung gelenkt werden. Das Gleiche gilt für die Erhebung einer ausführlichen, hinsichtlich ihrer Genauigkeit belastbaren homöopathischen Anamnese, welche stets die Voraussetzung für eine erfolgreiche homöopathische Therapie bildet.

Für die Studie wurden per Anzeige Patienten gesucht, die seit über einem Jahr an chronischen Kopfschmerzen mit mindestens einem Schub pro Woche litten. Die 139 Probanden mussten sich verpflichten, nichts zu tun, was einen homöopathischen Heilerfolg hätte gefährden können. Während einer sechswöchigen Vorlaufzeit führten die Probanden täglich Tagebuch über Kopfschmerzdauer, -häufigkeit und -intensität sowie über ihr allgemeines Wohlbefinden und dem zusätzlichen Konsum von Schmerzmitteln. Wer je experimentell gearbeitet hatte, konnte nicht nur den Kopf schütteln, sondern auch schon das zu erwartende Ergebnis vorhersagen. Nach Abschluss dieses Versuches stellten die Versuchsleiter enttäuscht fest, dass die unterschiedlichen eingesetzten homöopathischen Mittel bei den Kopfschmerzpatienten keineswegs den erwarteten Erfolg gezeigt hatten und sie mit diesem Großversuch zur Freude der Pharmakonzerne der Homöopathie einen Bärendienst erwiesen hatten.

So lange in Deutschland die Gegner der Homöopathie den Ton angeben, wird man weiterhin nicht nur sinnlos Geld vergeuden, sondern auch verhindern, dass weltweit vielen kranken Menschen preisgünstig und ohne Nebenwirkungen geholfen werden kann. Außerdem werden durch ihr engstirniges Verhalten Physiker und Chemiker, deren Erkenntnissen wir unseren heutigen hohen, wenn auch mit manchen Schattenseiten verbundenen Lebensstandard verdanken, bei ihren Forschungen auf vielen Gebieten behindert, denn was Galilei und Newton für die Mathematik, klassische Physik und Kosmologie, die Lehre von der Entstehung und der Entwicklung des Weltalls, das ist Hahnemann für die Biologie, Medizin und die Teilchenphysik.

Obwohl man zur Zeit Hahnemanns noch nichts von Elektromagnetismus wusste, erfasste dieser intuitiv, dass es nach ganz bestimmten Gesetzen ablaufende elementare Steuermechanismen nicht materieller Art geben müsse, die er als „geistartige Kräfte" zu erklären versuchte.

Da ihm die Begriffe dafür im wahrsten Sinne des Wortes fehlten, schreibt er in seiner Einleitung zum Organon *„Durch Beobachtung, Nachdenken und Erfahrung fand ich, daß im Gegentheile von der alten Allöopathie die wahre, richtige, beste Heilung zu finden sey in dem Satz: Wähle, um sanft, schnell, gewiß und dauerhaft zu heilen, in jedem Krankheitsfalle eine Arznei, welche ein ähnliches Leiden für sich erregen kann, als sie heilen soll."*

In den § 9 und § 11 findet man die beiden so wichtigen Stellen*: „Im gesunden Zustand des Menschen waltet die geistartige, als Dynamis den materiellen Körper belebende Lebenskraft unumschränkt und hält alle seine Theile in bewundernswürdig harmonischem Lebensgange in Gefühlen und Thätigkeiten .."* und *„Wenn der Mensch erkrankt, so ist ursprünglich nur diese geistartige, in seinem Organism überall anwesende, selbstthätige Lebenskraft durch den, dem Leben feindlichen, dynamischen Einfluß eines krankmachenden Agens verstimmt …. ."* Ende der Zitate.

Auch ist erstaunlich, dass Hahnemann, wie ich später noch ausführlicher darlegen werde, in seinem Organon von einem „Gegenbild" und einem „Auslöschen der Krankheit" spricht und nicht, was eigentlich nähergelegen hätte, von einem „Ebenbild".

So heißt es beispielsweise im § 154: *„..Enthält nun das, aus der Symptomen-Reihe der treffendsten Arznei zusammengesetzte Gegenbild, jene in der zu heilenden Krankheit anzutreffenden, besonderen, ungemeinen, eigenheitlich sich auszeichnenden (charakteristischen) Zeichen in der größten Anzahl und in der größten Aehnlichkeit, so ist diese Arznei* *für diesen Krankheitszustand das passendste, homöopathische, specifische Heilmittel; eine Krankheit von nicht zu langer Dauer wird demnach gewöhnlich durch die erste Gabe desselben ohne bedeutende Beschwerde aufgehoben und ausgelöscht."* Ende des Zitates.

Somit stellte Hahnemann fest, dass es noch nicht bekannte und darum von ihm noch nicht näher zu bezeichnende „geistartige", miteinander wechselwirkende Kräfte geben müsse, welche ihrerseits erst die biochemischen Vorgänge steuern, indem sie, wie die mit Hochpotenzen erzielten Heilerfolge beweisen, unter ganz bestimmen Voraussetzungen körperliche Beschwerden provozieren oder „auslöschen" können.

Wenn man diese im Organon so ausführlich beschriebenen Erkenntnisse Hahnemanns zusammenfasst, lässt sich unschwer erkennen, dass die Eigenschaften der von ihm als „geistartig" bezeichneten Kräfte exakt mit den Eigenschaften der etwa zwei Jahrzehnte später von dem schottischen Physiker J.C. Maxwell (1831–1879) erstmals nachgewiesenen elektromagnetischen Feldern übereinstimmen.

Hahnemann warnt jedoch vor der längeren unkontrollierten Einnahme von homöopathisch aufbereiteten Arzneien, da diese dann durchaus eine „künstliche Krankheit" erzeugen können, von der der Patient unter Umständen nicht mehr geheilt werden kann.

Nimmt z.B. ein Patient, nachdem seine Krankheitssymptome durch das passende homöopathische Arzneimittel „gelöscht" wurden, das heilende Arzneimittel über die Heilung hinaus noch weiter ein, besteht immer die Gefahr, dass seinem inzwischen wieder harmonisch gewordenen körpereigenen Schwingungsmuster nunmehr das spiegelbildliche Schwingungsmuster der betreffenden homöopathischen Arznei aufgeprägt wird, wodurch eine „künstliche Krankheit" in Form von diversen Arzneimittelsymptomen auftreten kann. Auch hier zeigt sich, dass ein Organismus nicht zwischen elektrischen und magnetischen Feldern zu unterscheiden vermag, da seine Steuerungsmechanismen auf dem Wechselspiel elektromagnetischer und magnetoelektrischer Felder beruhen.

Weil dem so ist, vermögen gesunde, zu einer homöopathischen Arzneimittelprüfung herangezogene Probanden, die ein ihnen unbekanntes homöopathisches Arzneimittel über eine längere Zeit einnehmen müssen, als Folge der künstlich erzeugten dauerhaften Störung ihres körpereigenen harmonischen Schwingungsmusters, bei entsprechender Sensibilität, sowohl auf der körperlichen als auf der geistigen Ebene die Symptome eines bis dahin noch nicht geprüften Arzneimittels aufzuzeigen, welche nach dem Absetzen der zu prüfenden Arznei zumeist mehr oder weniger schnell, manchmal aber erst nach einer längeren Zeit verschwinden.

Nach seiner genialen Entdeckung führte Hahnemann unermüdlich an sich, seinen Familienmitgliedern und zahlreichen anderen Personen Arzneimittelprüfungen durch, wobei er feststellte, dass jede der geprüften Substanzen bei den unterschiedlichen Probanden immer wieder ganz bestimmte und für diese Substanz offenbar charakteristische Symptome hervorrief.

Da derartige Prüfungen von seinen Schülern und den nachfolgenden Homöopathen-Generationen bis heute immer wieder durchgeführt wurden und werden, sind die Homöopathen in der glücklichen Lage, durch die Erfassung der bei den verschiedenen Probanden auftauchenden Prüfungssymptome immer detailliertere arzneispezifische „Arzeimittel-bilder" zu erstellen und in immer umfangreicheren „Arzneimittellehren" zu beschreiben. Da zahlreiche Arzneimittelbilder eine z.T. ähnliche Symptomatik aufweisen, werden bei ihrer Beschreibung nicht nur die durch die zu prüfende Arznei auf der geistigen und körperlichen Ebene provozierten Krankheitssymptome in den Arzneimittellehren aufgelistet, sondern auch deren für ihre Unterscheidung so wichtigen Modalitäten.

Zu den Modalitäten eines Symptoms gehören neben der auslösenden Ursache der Erkrankung (z.B. trockene Kälte, Durchnässung, kalter Wind, Kränkung, großer Schreck u.a.), der Ort und die Art der Beschwerden, die eventuell vorhandene zeitliche Verschlimmerung der Symptome, die subjektiven Krankheitsempfindungen (Schmerzen können beispielsweise reißend, klopfend, ziehend oder brennen sein) sowie alle möglichen anderen Bedingungen, unter denen sich die jeweiligen Beschwerden bessern oder verschlechtern.

Wird einem gesunden Organismus eine potenzierte Arznei zu häufig und/oder in zu hohen Potenzen zugeführt, kann, wie ich bereits erwähnt habe, das ihm eigene harmonische Schwingungsmuster, sofern es nicht hinreichend stabil genug ist, durch diese „künstlichen Störschwingungen" verändert werden. Deshalb zeigt der einzelne Proband bei Arzneimittelprüfungen, je nach Sensibilität, also Aufbau sowie Stabilität seiner Eigenschwingungen, und der Intensität seiner Störschwingungen, klinisch erkennbare Symptome oder nicht. Man kann den Probanden mit einem Rundfunkempfänger vergleichen. Stimmen die Frequenzen überein, so kann man die Informationen, sprich Schwingungen, empfangen, wenn nicht, so erfolgt auch keine Reaktion.

Das macht auch die Arzneimittelprüfungen so problematisch, da nicht jeder Proband für die Prüfung eines jeden Arzneimittels geeignet ist, bzw. auf dieses Arzneimittel nicht genügend „sensibel" reagiert. So wie eine Stimmgabel nur in Schwingung gerät, wenn sie mit einem bestimmten Ton in Resonanz tritt und so, wie sich bestimmte Strukturen nur dann bilden, wenn eine mit feinem Sand bestreute, an einem Punkt fixierte Platte mit bestimmten Schwingungen in Resonanz steht (Chladnische Klangfiguren, Kymatik), so spricht eben der einzelne Proband entweder auf ein Arzneimittel in der Arzneimittelprüfung an oder nicht. Auch aus der Toxikologie ist bekannt, dass Menschen, Tiere und Pflanzen ebenso wie Mikroorganismen unterschiedlich empfindlich auf eine entsprechend starke Noxe reagieren.

Während es in früheren Zeiten für die, durch die unkontrollierte Einnahme von homöopathischen Arzneien ausgelösten „Arzneimittelerkrankungen" keine Heilung gab (wie sollte man auch an das geeignete Simile gelangen), versucht man heute bei diesen relativ seltenen „künstlichen Erkrankungen" zu ihrer Heilung die Bioresonanztherapie einzusetzen, da diese auf den gleichen Mechanismen beruht wie die Homöopathie, bei der das „Auslöschen" vorhandener Krankheitssymptome durch nach dem Ähnlichkeitsprinzip verabreichter hochpotenzierter homöopathischer Arzneien, durch die Interferenz elektromagnetischer Felder erklärt werden kann.

Allerdings müssen auf dem Gebiet der Bioresonanztherapie noch sehr viele weitere Erfahrungen gesammelt und die Empfindlichkeit und Genauigkeit der hierfür benötigten Geräte noch deutlich verbessert werden.

Verständlicher Weise setzt die erfolgreiche Durchführung der homöopathischen Heilmethode in der Praxis neben der guten Beobachtungsgabe eine umfassende Kenntnis der einzelnen Arzneimittelbilder sowie eine langjährige Erfahrung voraus, weshalb die meisten Therapeuten bei ihrem Einstieg in die Homöopathie immer wieder erhebliche Schwierigkeiten haben, in dem Gesamtsymptomenbild eines Patienten ein ganz bestimmtes Arzneimittelbild zu erkennen. Müssen doch, um dem Ähnlichkeitsprinzip Genüge zu tun und somit eine Heilung zu erreichen, nicht nur die Symptome, sondern auch die Modalitäten der auffallendsten Krankheitssymptome mit dem betreffenden Arzneimittelbild deckungsgleich sein.

Da im Gegensatz zur Schulmedizin die Homöopathie keine Indikationstherapie, sondern eine individuelle, den ganzen Menschen berücksichtigende Therapieform ist, kommt es immer wieder vor, dass z.B. mehrere von einem Husten geplagte Patienten, je nach ihrer individuellen Symptomatik, ganz unterschiedliche homöopathische Arzneien zu ihrer Genesung benötigen. Allerdings - das halte ich für sehr wichtig - sollte jeder homöopathischen Therapie, da auch ihr bestimmte Grenzen gesetzt sind, soweit dies möglich ist, eine exakte klinische Untersuchung vorausgehen.

Weil Hahnemann durchaus erkannte, welch hohe Anforderungen diese neuartige Heilmethode, vor allem bei der Behandlung chronischer Erkrankungen an seine Schüler und Nachfolger stellt, benannte er sein Hauptwerk, welchem er zunächst den Namen „Organon der rationellen Heilkunde" (Organon bedeutet im Griechischen „Werkzeug") gegeben hatte, ab der 2. Auflage um, verlieh ihm den Titel „Organon der Heilkunst"

und gab allen, die seine Heilmethode ausüben wollen, den guten Rat:
„*Macht´s nach, aber macht´s genau nach!*"

Der Widerspruch zwischen Theorie und Praxis, sowie die Konsequenzen.

Meine Ausführungen sollen zeigen, dass man weder einen Urknall benötigt, noch dass die Menschen an der Richtigkeit ihrer Wahrnehmungsfähigkeit zweifeln müssen, wenn ihnen sogenannte Eliten den Kosmos und seine elementaren Wechselwirkungen erklären. Dies ist aber für mich mehr ein Nebenbefund, denn die Menschheit konnte bisher auch gut ohne dieses Wissen leben.

Hingegen ist das Erkennen dieser elementaren Vorgänge für das Verstehen der mit Hochpotenzen erzielten Heilerfolge sowie anderer wichtiger Zusammenhänge, auf die ich unter **www.urknallparadoxon.de** näher eingegangen bin, von entscheidender Bedeutung. Ergibt sich doch aus dem Verständnis der unterschiedlichen Wechselwirkungen auf allen Ebenen u.a. eine völlig neue Sicht auf Krankheiten, ihre Entstehung und ihre Heilungsmöglichkeiten.

Die scharfe Beobachtungsgabe und das klare Erkennen von Zusammenhängen sind es, die das gesamte Wirken von Hahnemann auszeichnen. Es ist bewundernswert, wie dieser geniale Mediziner die von ihm intuitiv erfassten Zusammenhänge, für die es weder Begriffe, geschweige eine Vorstellung gab, mit den sprachlichen Möglichkeiten seiner Zeit zu formulieren wusste.

Obwohl die homöopathische Heilmethode inzwischen weltweit praktiziert wird, erfährt sie bis heute keine wissenschaftliche Anerkennung, weil die offizielle Lehre den Vertretern der theoretischen Physik und den Chemikern in Teilbereichen mehr glaubt, als der menschlichen Beobachtung.

Diese Experten verfügen zweifelfrei über eine hohe Intelligenz, sie vertrauen aber zu sehr ihren Formeln und gleichen sie, wie auch die folgenden Beispiele zeigen, vielfach nicht mit der Realität ab.

Ein typisches Beispiel hierfür bilden die inzwischen allgemein bekannt gewordenen Feststellungen einiger Physiker, die ernsthaft behaupteten: *„Die Hummel hat 0,7 cm² Flügelfläche und wiegt 1,2 Gramm. Nach den*

Gesetzen der Aerodynamik ist es unmöglich, bei derartigen Voraussetzungen zu fliegen." Die Hummeln kümmerten sich aber nicht um derartige Überlegungen und flogen einfach weiter. Wie konnte es zu dieser Fehleinschätzung der Aerodynamikern kommen? Nun die Erklärung ist ganz einfach:

Diese Fachleute waren es gewohnt, mit den starren Flügeln von Flugzeugen zu arbeiten. Die Hummeln sind aber sogenannte Hautflügler. Das bedeutet, dass ihre Flügel nicht steif wie bei Flugzeugen sind. Der Physiker ging also bei den Hummeln ebenso wie die Astrophysiker bei der Berechnung des angeblichen Urknalls von falschen Voraussetzungen aus. Folglich waren die Ergebnisse trotz hochwertiger mathematischer Operationen falsch. Als die Aerodynamiker erkannten, dass die Hummeln andere Flügel als die Flugzeuge haben, also nicht steif sind, ließ sich auch mathematisch beweisen, dass Hummeln doch fliegen können, da sie mit ihren andersartigen Flügeln Wirbel erzeugen, die für den nötigen Auftrieb sorgen. Diese Panne beschäftigte die Experten derart, dass 1996 an der Universität Cambridge von Charles Ellington alles noch einmal exakt überprüft und bestätigt wurde.

So wird es auch nur eine Frage der Zeit sein, bis die Vertreter der Urknalltheorie umdenken müssen. Leider geht bis dahin nicht nur wertvolle Zeit verloren, sondern auch sehr viel Geld, das man sinnvoller verwenden könnte.

Die offiziell vertretene Ansicht, dass der Klimawandel als die Folge einer CO_2-Belastung anzusehen ist, ist übrigens ein weiteres Märchen, da unstrittig ein CO_2-Anstieg immer erst etwa 800 Jahre nach einer beginnenden Temperaturerhöhung auf unserem Planeten nachgewiesen werden kann. Das liegt daran, dass sich die Weltmeere langsamer erwärmen als die Atmosphäre und durch diese Erwärmung im Wasser gelöstes CO_2 freisetzt wird. Aber das wird in den Medien ebenfalls zu keinem Zeitpunkt erwähnt, da dies das Todesurteil für die Klimaerwärmung durch CO_2 bedeuten würde.

Die Hauptursache der Klimaerwärmung ist die Tatsache, dass die Erdachse nicht stabil ist. Die Planeten kreisen in unterschiedlichen

Abständen und Geschwindigkeiten um die Sonne, wodurch sich die Schwerkraftfelder der Planeten zur Sonne und untereinander permanent ändern. Die Folge ist, dass man keine Vorhersage machen kann, wie stark sich der Neigungswinkel der Erdachse zur Sonne verändert, da es sich mathematisch gesehen um ein Mehrkörperproblem handelt. Von diesem Neigungswinkel hängt aber ab, ob die Sonnenstrahlen die Erde mehr oder weniger erwärmen, sich also das Erdklima erwärmt oder eine Eiszeit eintritt.

Kompliziert wird das Ganze noch durch die unterschiedlichen Sonnenaktivitäten. Klimaveränderungen lassen sich folglich nicht vorhersagen. Man kann nur erforschen, wie das Erdklima in früheren Zeiten war und diese unstrittigen Forschungsergebnisse sagen: Zuerst ändert sich das Klima und dann ändert sich etwa 800 Jahre später die CO_2 – Konzentration in der Atmosphäre. Der CO_2 - Anstieg in unserer Luft hat mit der Erderwärmung ebenso wenig zu tun, wie der Geburtenrückgang mit dem Rückgang der Storchenpopulation.

Anstatt über die CO_2-Gefährdung zu diskutieren und die Menschheit falsch zu informieren, wäre es weitaus sinnvoller, die zahlreichen gesundheitsgefährdenden Schadstoffe und Stäube in unserer Luft zu reduzieren und hierfür sowie für die infolge der unbestrittenen weltweiten Klimaerwärmung auch weiterhin zu erwartenden Hochwasser- und Unwetterschäden dringend benötigen Vorbeugemaßnahmen das Geld auszugeben.

Das Bestreben in der Wissenschaft, sich immer stärker zu spezialisieren, um zu neuen Erkenntnissen zu kommen, hat zu einer derart gefächerten Aufgliederung in zahlreiche Spezialgebiete geführt, dass die Erkenntnisse von Teilgebieten, eine interdisziplinäre Zusammenarbeit hochgradig erschweren, ja sogar oft genug unmöglich machen.

Paracelsus (1493 - 1541) warnte bereits: „ ...., *einer kann dies, der andere das, doch in allem ist kein Wissen, denn wer ein Stück kann, der kann nichts, und er weiß nicht, was er kann!"* Ende des Zitates.

Wirkungsmechanismus der Homöopathie.

Um den Wirkungsmechanismus der Homöopathie zu verstehen, muss man sich an die Erkenntnisse der Chaosforschung und an das Selbstähnlichkeitsprinzip erinnern. Es ist unstrittig, dass unsere Welt dualistisch aufgebaut ist. Es sind die Gegensätze bzw. die Polarität, die alles so funktionieren lassen, wie wir es kennen. Von dieser Realität ausgehend, lässt sich feststellen, dass alle chemischen Reaktionen darauf beruhen, dass sich gleiche Ladungen abstoßen und gegensätzliche Ladungen anziehen. Auf der energetischen Ebene, dem Elektromagnetismus, sind es positive und negative elektromagnetische Felder, die sich gegenseitig löschen oder verstärken, ein Vorgang, welcher als Interferenz bezeichnet wird.

Die Schulmedizin handelt nach dem Grundsatz: *„Contraria contrariis curantur"* (Gegensätzliches wird durch Gegensätzliches geheilt) und nutzt chemische Verbindungen, sprich Arzneien, die eine der Krankheit entgegengesetzte Wirkung haben, um Leiden zu mindern oder zu heilen. Die Krankheit wird also mit einem entgegengesetzt wirkenden Mittel behandelt, wie z. B. Bluthochdruck mit einem Mittel zur Senkung des Blutdrucks, und Husten mit einem den Husten stillenden Medikament.

In der Homöopathie hingegen gilt Hahnemanns These: *„similia similibus curentur"* (Ähnliches möge durch Ähnliches geheilt werden). Demzufolge soll ein homöopatisches Arzneimittel so ausgewählt werden, dass es an Gesunden ähnliche Symptome hervorzurufen vermag, wie die, an denen der Kranke leidet, wobei auch der „gemüthliche und geistige Charakter", so Hahnemann, des Patienten berücksichtigt werden muss.

Da die von Hahnemann zur Aufbereitung seiner homöopathischen Arzneien verwendeten arzneilichen Ausgangsstoffe z.T. selbst in kleinen Mengen noch zu giftig waren, um sie seinen Patienten verabreichen zu können, begann er sie systematisch zu verdünnen, wodurch sich ihre Wirkung natürlich spürbar verringerte.

Zur Herstellung seiner homöopathischen Arzneimittel wurden von ihm die Ausgangssubstanzen anfänglich zumeist im Verhältnis 1:10 oder 1:100 mit einer alkoholischen Lösung oder mit Milchzucker verdünnt.

Irgendwann – wie er dazu kam, ist nicht bekannt - machte er jedoch an seinen Patienten die auch für ihn wundersame Erfahrung, dass sich die Heilwirkung seiner Arzneien, wenn er sie auf jeder Verdünnungsstufe auf eine bestimmte Weise verschüttelte oder verrieb, trotz der zuvor durchgeführten Verdünnungen erheblich verbesserte.

Obwohl zu seiner Zeit noch niemand etwas von elektromagnetischen Feldern wusste, zog Hahnemann aus diesem unglaublichen und immer wieder von ihm beobachteten paradoxen Geschehen die für ihn einzig mögliche Schlussfolgerung, dass durch sein neuartiges, auf jeder Verdünnungsstufe mit Verschütteln bzw. Verreiben einhergehendes Aufbereitungsverfahren eine im inneren Wesen der Arzneien verborgene, geistartige Kraft wirksam werden müsse, weshalb er dieses Verfahren auch als „Dynamisierung" bezeichnete.

Im § 269 S.242 schreibt er: „Die homöopathische Heilkunst entwickelt zu ihrem besondern Behufe die innern, geistartigen Arzneikräfte der rohen Substanzen, mittels einer ihr eigenthümlichen, bis zu meiner Zeit unversuchten Behandlung, zu einem, früher unerhörten Grade, wodurch sie sämmtlich erst recht sehr, ja unermeßlich - 'durchdringend' wirksam und hülfreich werden, selbst diejenigen unter ihnen, welche im rohen Zustande nicht die geringste Arzneikraft im menschlichen Körpern äußern. Diese merkwürdige Veränderung in den Eigenschaften der Natur-Körper, durch mechanische Einwirkung auf ihre kleinsten Theile, durch Reiben und Schütteln (während sie mittels Zwischentritts einer indifferenten Substanz, trockner oder flüssiger Art, voneinander getrennt sind) entwickelt die latenten, vorher unmerklich, wie schlafend[1)] in ihnen verborgen gewesenen, dynamischen (§ 11) Kräfte, welche vorzugsweise auf das Lebensprinzip, auf das Befinden des thierischen Lebens Einfluss haben. Man nennt daher diese Bearbeitung derselben Dynamisiren, Potenzieren."

Hahnemann verwandte auch sogenannte Hochpotenzen. In einer den § 11 des Organon ergänzenden Fußnote bemerkt er dazu:

„Auf die beste Art dynamisirter Arzneien kleinste Gabe, worin sich nach angestellter Berechnung nur so wenig Materielles befinden kann, dass

dessen Kleinheit vom besten arithmetischen Kopfe nicht mehr gedacht und begriffen werden kann, äußert im geeigneten Krankheits-Falle bei weitem mehr Heilkraft, als große Gaben derselben Arznei in Substanz. Jene feinste Gabe kann daher fast einzig nur die reine, frei enthüllte, geistartige Arznei-Kraft enthalten und nur dynamisch so große Wirkungen vollführen, als von der eingenommenen rohen Arznei-Substanz selbst in großer Gabe, nie erreicht werden konnte."

„Ist es denn", so heißt es bei Hahnemann, welchen die schon lange bekannte Anziehungskraft von Magneten und auch Naturphänomene wie Ebbe und Flut enorm faszinierten, in der gleichen Fußnote weiter, „*unserm, als so reich an aufgeklärten und denkenden Köpfen gerühmten Zeitalter so ganz unmöglich, dynamische Kraft als etwas Unkörperliches zu denken, da man doch täglich Erscheinungen sieht, die sich nicht auf andere Weise erklären lassen!*" Ende des Zitates.

Mit diesen Worten versuchte er, seinen Zeitgenossen zu erklären, dass nicht etwas Materielles, sondern eine immaterielle, „geistartige" Kraft in diesen Fällen die Heilung bewirkt.

Natürlich hatten die Zeitgenossen Hahnemanns Schwierigkeiten, die Bedeutung des Verreibens oder Verschüttelns der Arznei nach jeder durchgeführten Verdünnung auch nur annähernd zu verstehen. Aus diesem Grund weist Hahnemann ausdrücklich und anschaulich in einer Fußnote zu § 269 seines Organons der Heilkünste darauf hin, dass nur das Zusammenwirken dieser beiden völlig verschiedenen aber untrennbar miteinander gekoppelten Arbeitsvorgänge, das Verdünnen und das besondere Bearbeiten des Arzneimittels (Verschütteln bzw. Verreiben) auf jeder Verdünnungsstufe, zur vollen Entwicklung der Arzneikraft führen.

Da offensichtlich selbst heute noch diese Tatsache den Gegnern der Homöopathie nicht bekannt zu sein scheint und nach wie vor in den Medien von „unendlichen Verdünnungen" und dem „Tropfen im Bodensee" die Rede ist, um die Homöopathie und ihre mit Hochpotenzen erzielten Heilerfolge unglaubwürdig und lächerlich zu machen, zitiere ich

Hahnemanns so wichtige und unmissverständliche Erklärung an dieser Stelle ganz bewusst noch einmal:

„*Man hört noch täglich die homöopathischen Arznei-Potenzen bloß Verdünnungen nennen, da sie doch das Gegentheil derselben, d.i. wahre Aufschließung der Natur-Stoffe und zu Tage-Förderung und Offenbarung der in ihrem innern Wesen verborgen gelegenen specifischen Arzneikräfte sind, durch Reiben und Schütteln bewirkt, wobei ein zu Hülfe genommenes, unarzneiliches Verdünnungs-Medium bloß als Neben-Bedingung hinzutritt. Verdünnung allein, z.B. die, der Auflösung eines Grans Kochsalz wird schier zu bloßem Wasser; der Gran Kochsalz verschwindet in der Verdünnung mit vielem Wasser und wird nie dadurch zur Kochsalz-Arznei, die sich doch zur bewundernswürdigsten Stärke, durch unsere wohlbereiteten Dynamisationen, erhöht.*" Ende des Zitates.

Wirkungsnachweis durch Selbstversuch und Doppelblindversuch

In seiner Arzneimittellehre schildert Hahnemann u.a. auch die Wirkung von Arnica (Bergwohlverleih) indem er, wie W. Buchmann, Hahnemanns Text ins Hochdeutsche übertragend, in seinem Buch: „Hahnemanns Reine Arzneimittellehre", S.34-35 schreibt:

„Die spezifische Heilkraft dieses Krautes ist eine Hilfe gegen das allgemeine Übelbefinden, welches von einem schweren Falle, von Stößen, Schlägen, von Quetschungen, Verheben oder vom Überdrehen oder Zerreißen der festen Teile unseres Körpers entsteht. Sie ist daher selbst in den größten Verwundungen durch Kugeln und stumpfe Werkzeuge sehr heilsam - so wie in den Schmerzen und anderem Übelbefinden nach Ausziehen der Zähne und nach anderen chirurgischen Verrichtungen, wobei empfindliche Teile heftig ausgedehnt worden waren, wie nach Einrenkungen der Gelenke, Einrichtungen von Knochenbrüchen usw.. In den Befindensänderungen, welche Arnica in gesunden Menschen hervorzubringen pflegt, ist das Übelbefinden von starken Quetschungen und Zerreißungen der Fasern in auffallender Ähnlichkeit homöopathisch enthalten." Hahnemann warnt aber auch: *„Nur muss man sie nie in akuten fieberhaften Krankheiten anwenden - und ebenso wenig in Durchfällen -, wo man sie immer sehr nachteilig finden wird. Am besten ist die innerliche Anwendung in der Potenz C 30."* Ende des Zitates.

Eine Arnica-Therapie erfüllt in diesen akuten Fällen, wie Hahnemann selber darlegt, die Bedingungen des Simileprinzips. Empfindet solch ein Patient doch ganz ähnliche Beschwerden oder, um es mit Hahnemanns Worten zu sagen, ein ganz ähnliches „Übelbefinden", wie das, welches zuvor völlig gesunde Probanden bei Arzneimittelprüfungen mit Arnica an sich beobachten haben. Graduelle Unterschiede, die von der Intensität der Gewalteinwirkung und dem Umfang der Schadeinwirkung abhängen, brauchen bei der Wahl des homöopathischen Mittels nicht berücksichtigt zu werden. Interessanter Weise benutzte Hahnemann auch bei den von ihm durchgeführten Arzneimittelprüfungen häufig C30ger Potenzen.

Ein mit mir befreundeter Zahnarzt und ehemaliger Gegner der Homöopathie, verabreicht schon seit Jahrzehnten seinen Patienten unmittelbar nach Zahnextraktionen 5-10 Globuli Arnica C30 und 5-10 Globuli Phosphorus C30. Nach seiner Aussage ging die Verabreichung bzw. Rezeptieren von Schmerzmitteln seit dieser Zeit gegen Null.

Anlass zu seinem Sinneswandel war, dass er mir zwei Weisheitszähne ziehen sollte, obwohl am gleichen Tag ein Polterabend bei Freunden bevorstand. Als ich trotzdem darauf bestand und am Abend, ohne ein Schmerzmittel genommen zu haben und ohne die sonst üblichen „dicken Backen" zum Erstaunen aller problemlos mitfeierte, überprüfte er, wie er mir später mitteilte, meine Eigenbehandlung mit Arnica C30 und Phosphorus C30, (welcher in den meisten Fällen kleine, stark blutende Wunden zu stillen vermag) erst einmal heimlich an einigen seiner Patienten. Heute ist er ganz begeistert von dieser homöopathischen Wirkung und wendet diese beiden Mittel nunmehr regelmäßig mit dem gleichen Erfolg bei allen Zahnextraktionen und blutigen Eingriffen im Mundbereich an.

Darum könnte man mit Arnica und auch mit Phosphorus, so mein Vorschlag, einmal eine ganz einfache und dazu preiswerte Doppelblind-Großstudie in einer Zahnklinik durchführen, bei der die langwierige Befragung der Patienten entfällt, der Placebo-Effekt ausgeschlossen werden kann und auch keine lange Homöopathie-Ausbildung der diesen Versuch überwachenden Ärzte von Nöten ist. Zudem würde ein derartiger Doppelblindversuch sowohl für die Gegner wie die Befürworter der Homöopathie den langersehnten Beweis für oder gegen die Wirksamkeit homöopathischer Hochpotenzen erbringen. Aber an einem derartigen stichhaltigen Beweis ist offensichtlich keine Seite, aus welchen Gründen auch immer, interessiert.

Übrigens ist die Tochter des befreundeten Zahnarztes inzwischen auch approbierte Zahnärztin und wollte, von den überzeugenden Erfolgen beeindruckt, diese Therapieerfolge mit Arnica C30 und Phosphorus C30 mittels einer Doktorarbeit nach streng wissenschaftlichen Kriterien beweisen und dokumentieren. Eine Doktorarbeit, auch Dissertationsschrift genannt, ist laut Definition eine eigenständige wissenschaftliche

Arbeit, die in der Regel einen Wissenszuwachs beinhalten soll. Das Thema wurde jedoch mit der Begründung abgelehnt, dass derart einfache Versuche einer Doktorarbeit unwürdig seien. Derartige Argumente zeigen, wessen Geistes Kinder hier an den Schalthebeln des wissenschaftlichen Establishments sitzen.

In der seriösen wissenschaftlichen Medizin werden alle Verfahren immer wieder mit wissenschaftlichen Methoden überprüft, bewertet und gegebenenfalls korrigiert bzw. verworfen. Die Vertreter der Homöopathie lehnen diese wissenschaftlichen Untersuchungen jedoch überwiegend ab, da sie angeblich nicht durchführbar oder „unangemessen" seien.

Solange die maßgebenden Experten aber diese Art der Beweisführung ablehnen und sich allgemein anerkannten Nachweismethoden verweigern, darf man den Kritikern der Homöopathie keine Vorwürfe machen, auch wenn sie noch so falsche Behauptungen aufstellen. Allerdings sind beide Seiten, Befürworter wie Gegner der Homöopathie dazu verpflichtet, Hahnemann richtig zu zitieren.

Bei einer Beweisführung kommt es jedoch keineswegs darauf an, wie einfach, sondern wie stichhaltig, reproduzierbar und überzeugend sie ist. Unwillkürlich fragt man sich, warum unter diesen Voraussetzungen z. B. das Doppelspaltexperiment in der Physik einen so hohen Stellenwert hat. Zwei Spalten in einer Zwischenwand und eine Lampe sind nun wirklich nicht als extrem aufwendig zu bezeichnen.

Wenn aber der Wirksamkeitsnachweis der Homöopathie so bedeutungslos ist, dass er einer Dissertation unwürdig ist, dann fragt man sich, warum überhaupt 200 Jahre lang Generationen von Ärzten und Laien über diese Heilmethode streiten.

Sofern man sich also an verantwortlicher Stelle einmal dazu durchringen könnte, derart einfache Tests im Doppelblindversuch durchzuführen, würde das ganze dumme Gerede über die „Placebotherapie" aufhören. An dieser Stelle halte ich es für wichtig, ausdrücklich darauf hinzuweisen, dass homöopathische Arzneien, richtig eingesetzt, auch bei Bewusstlosen, Säuglingen, sowie Haus- und Wildtieren wirken, weshalb die Placebo-Behauptungen allein aus diesem Grunde unhaltbar sind.

Beim Menschen sind Placeboeffekte zwar unstrittig. Sie können aber unmöglich so häufig unter so unterschiedlichen Bedingungen auftreten. Darüber hinaus lassen sie sich in einem Doppelblindversuch, wie ich ihn empfohlen habe, mit Sicherheit ausschließen. Diese Untersuchungen würden außerdem weder nennenswerte zusätzliche Kosten noch größeren Zeitaufwand bedeuten.

Damit sich jeder interessierte Leser sein eigenes Bild über die deutliche Wirkung homöopathischer Arzneimittel und insbesondere der sog. Hochpotenzen machen kann, empfehle ich, nach einer Gehirnerschütterung oder einem Knochenbruch (so möglich, noch vor dem oft sehr viel späteren Eintreffen des Arztes) oder nach einfachen Prellungen, Quetschungen und Zerrungen sowie **nach** Zahnextraktionen **unverzüglich** 5 bis 10 Arnica C30 Globuli (Kügelchen) im Mund zergehen zu lassen, um überrascht wahrnehmen zu können, wie die nach derartigen Verletzungen oder Zahnextraktionen üblichen Schwellungen und Blutergüsse ausbleiben oder nur in sehr abgeschwächter Form auftreten. Aus diesem Grund habe ich seit Jahren im Auto und bei Wanderungen immer Arnica C30-Globuli in greifbarer Nähe.

Um jedoch das Ähnlichkeitsprinzip zu gewährleisten und Komplikationen zu vermeiden, sollten Personen mit einer absonderlichen individuellen Blutungsneigung sowie Patienten mit Zahnwurzelvereiterungen oder einem anderen lokalen Infekt im Kopfbereich den Versuch mit Arnica nicht durchführen, da ihre Gesamtsymptomatik ein anderes homöopathisches Mittel zu ihrer Heilung erfordert.

Sollte aus irgendwelchen anderen Gründen einmal plötzliches Nasenbluten auftreten, empfiehlt sich, bevor man der Sache weiter nachgeht, erst einmal eine Gabe von 5-10 Globuli Phosphorus C30 einzunehmen.

Der Erfolg nach einer Arnica C30 Therapie ist umso eindrucksvoller, je unmittelbarer Arnica nach der Schadeinwirkung eingenommen wird, wodurch auch die bereits von Hahnemann gemachte Feststellung (siehe Seite 27) voll bestätigt wird. Ist jedoch nach ein paar Stunden bereits eine erhebliche Schwellung oder ein ordentlicher Bluterguss entstanden, so wird er sich nach einer Arnica C 30 Gabe immer noch deutlich rascher zurückbilden als ohne eine solche Gabe.

Da durch eine unverzüglich nach der Extraktion von einem oder mehreren Weisheitszähnen verabreichte Gabe von 5-10 Arnica C30-Globuli in den allermeisten Fällen die üblicher Weise auftretende, mit Schmerzen und Unwohlsein verbundene Schwellung des Gesichtes ausbleibt, ist dies der eindeutige Beweis, dass z.b. nach einem derartigen zahnärztlichen Eingriff zunächst nur das körpereigene elektromagnetische Schwingungsmuster des betreffenden Patienten reagiert, indem sich als Erstes Störschwingungen bilden, welche, sofern die sofortige Behandlung mit Arnica unterbleibt, erst ihrerseits zu der beschriebenen, kurz nach der Behandlung sich ausbildenden Symptomatik führen.

Im Gegensatz zur „Münchener Kopfschmerz-Studie" (siehe Seite 25) lassen sich auf eine so einfache Art an diesen hinsichtlich ihrer Symptomatik leicht und gut überschaubaren Fällen die Gültigkeit des Simile Prinzips („Ähnliches wird durch Ähnliches geheilt") und die Wirkung von Hochpotenzen beweisen.

Grundsätzlich möchte ich an dieser Stelle Sachunkundige vor weiteren Selbstversuchen warnen. Homöopathisch aufbereitete Substanzen haben zwar keine Nebenwirkungen im Sinne allopathisch wirkender Arzneimittel. Sie können jedoch, wie bereits mehrfach dargelegt, bei besonders sensiblen Personen durchaus sog. Arzneimittelprüfungssymptome hervorrufen, die sich unter Umständen manifestieren und dann häufig nicht mehr abklingen. Dies gilt besonders für die Anwendung von Hochpotenzen und für zu lange oder zu häufige Verabreichungen dieser Arzneimittel.

Was sind eigentlich homöopathisch aufbereitete Arzneimittel?

Immer wieder wird die Frage gestellt, was das bei der Aufbereitung homöopathischer Arzneien von Hahnemann vorgeschriebene „Verreiben" bzw. „Verschütteln" nach jeder Verdünnungsstufe eigentlich bezwecken soll.

Da mich Hahnemanns Vorstellungen und Argumente, die in der Kleintierpraxis meiner Frau erzielten Heilerfolge, die unzähligen von Human- und anderen Veterinärmedizinern dokumentierten Fallbeispiele und last not least meine Selbstversuche mit Arnica und Phosphoris C30 von der Wirksamkeit der Hochpotenzen überzeugt hatten, ließ mich die Frage nach dem Wirkungsmechanismus der nach dem Ähnlichkeitsprinzip verordneten hochpotenzierten und nach den Richtlinien Hahnemanns hergestellten homöopathischen Arzneien nicht mehr los. Da Hochpotenzen tatsächlich wirken, müssen, da war ich mir sicher, den durch sie erzielten Heilungen elementare Wechselwirkungen zu Grunde liegen, die im gesamten Kosmos Gültigkeit haben.

Abweichend von der offiziellen Lehrmeinung bin ich bei meinen Recherchen und Überlegungen jedoch zu der Einsicht gelangt, dass in der offiziellen Lehre Meinungen vertreten werden, die im Widerspruch zu den Naturgesetzen sowie zu bereits gesicherten wissenschaftlichen Erkenntnissen stehen.

Da in Hochpotenzen ab der D23 kein Molekül der arzneilichen Ausgangssubstanz mehr vorhanden ist, können die mit ihnen erzielten Heilungsvorgänge nur auf einem informativen Weg erfolgen, was von der offiziellen Lehre jedoch bestritten wird, die nach wie vor davon ausgeht, dass nur stoffliche Arzneien auf biochemischen Wege eine Wirkung erzielen können. Das ist umso erstaunlicher, als im digitalen Zeitalter Informationen und Informationsweitergabe grundsätzlich auf elektronischem Wege erfolgen und z. B. 3D-Drucker allein durch ein entsprechendes Computerprogramm, das letztlich aus zwei Zeichen, nämlich 0 und 1, geschrieben wurde, dreidimensionale Produkte herstellen können.

Nach meinem Denkmodell lassen sich die beim Potenzieren homöopathischer Arzneien stattfindenden Vorgänge und auch die Mechanismen, welche bis zum Verschwinden der Krankheitssymptome im Körper eines Patienten ablaufen, auf einer wissenschaftlichen Ebene Schritt für Schritt durchaus erklären und, wie nachstehend beschrieben, nachvollziehbar machen.

Die Energie von Atomen lässt sich steigern, indem man ihnen z. B. durch Schütteln oder Verreiben zusätzliche Energie zuführt. Da sich infolge der so angereicherten kinetischen Energie die Rotationsgeschwindigkeit der im Atomkern befindlichen Quarks erhöht, werden die von ihnen gebildeten Elektronen auf ein höheres Energieniveau „angehoben".

Da Elektronen bestrebt sind, wieder ihren energieärmeren Grundzustand zu erreichen, sobald die Energiezufuhr unterbrochen wird, strahlen sie, einem Dynamo am Fahrrad vergleichbar, je nachdem auf welchem Energieniveau sie sich befinden, Photonen mit den Informationen der Ausgangssubstanz ab und springen unmittelbar danach wieder auf ihre Ausgangsschale zurück.

Die von ihnen zuvor von der arzneilichen Substanz abgestrahlten Photonen vermögen nunmehr unter bestimmten Bedingungen über die Elektronen der Atome des betreffenden Verdünnungsmediums (alkoholische Lösung bzw. Milchzucker) die Atome und somit die Quarks dieses Verdünnungsmediums mit der in ihnen gespeicherten Information zu prägen. Ohne eine erneute Energiezufuhr, befinden sich diese bereits geprägten Atome ständig in einer Art „stand by modus". Sobald ihnen wieder Energie zugeführt wird (erneutes Verschütteln, Verreiben oder Körperwärme) strahlen sie nunmehr ihrerseits die gespeicherten neuen Informationen an andere Atome in ihrer Nähe ab. Auch hier wieder der gleiche Mechanismus, wie er von den Speichermedien bekannt ist, da der Atomkern nicht nur wie ein Generator als Energiemaschine, sondern auch als elektromagnetischer Speicher fungiert.

Darüber hinaus ist jedes Atom auch Sender und Empfänger zugleich. Alle Atome strahlen nur Photonen ab, wenn Elektronen nach einer Energiezufuhr auf ein höheres Energieniveau „angehoben" wurden und wieder auf ein niedrigeres Energieniveau zurückfallen. Der zehnte oder der hundertste Teil der arzneilichen Substanz wird nun erneut ad 10 bzw. ad 100 mit alkoholischer Lösung bzw. Milchzucker aufgefüllt. Bei dem erneuten Potenzierungsverfahren senden jetzt die noch verbliebenen „alten" Atome und Moleküle mittels der Photonen ihre Information an die neu hinzugefügten unspezifischen Atome des betreffenden Verdünnungsmediums und prägen auf diese Weise dessen unspezifischen Atome und Moleküle, welche nach dem erneuten Verschütteln oder Verreiben nunmehr ebenfalls zu Sendern werden. Die Anzahl der Wiederholungen wird in der zur Anwendung kommenden Arznei mit der Zahl D für die Potenzierungsstufen 1:10 und C für 1:100 angegeben. So bedeutet Arnica D6 dass die Potenzierung der Ausgangssubstanz sechsmal erfolgt ist und Arnica C 30, dass die Potenzierung dreißigmal durchgeführt wurde.

Wenn die Photonenenergie aber einen anderen Wert hat, also einen Wert, der nicht der Energiedifferenz zweier Energiestufen eines anderen Atoms entspricht, dann geschieht gar nichts. Nachdem ein Atom angeregt wurde, verliert es nach einer gewissen Zeit durch die Abgabe von Photonen die zugeführte Energie und kehrt wieder in den in den energieärmeren Zustand, in der Regel den Grundzustand, zurück.

Nach der Verabreichung einer nach den Richtlinien Hahnemanns aufbereiteten homöopathischen Arznei schleusen die Atome und Moleküle dieser Arznei die in ihnen gespeicherte arzneispezifische Information in den erkrankten Organismus und somit in den körpereigenen interzellulären Informationsfluss des Patienten. Die Weitergabe ihrer arzneispezifischen Information ist jedoch nur möglich, wenn der Kranke noch genügend Lebensenergie (Körperwärme) besitzt, um die Quarks dieser arzneilichen Atome ausreichend anzuregen und ihre Elektronen auf ein höheres Niveau anzuheben, von welchem diese Photonen und somit ihre arzneispezifische Information abstrahlen können. Aber nur, wenn die so abgestrahlten Photonen die nötige Energie besitzen, können sie die ihnen ähnlichen elektromagnetischen Störfelder, welche die diversen Krankheitssymptome des Patienten ausgelöst haben, löschen, was man Heilung nennt.

Neuerdings wird von Informatikern die Desoxyribonukleinsäure - DNS (englisch desoxyribonucleic acid - DNA), eine organische chemische Substanz, die in den allermeisten lebendigen Organismen als Träger der Erbinformation dient, als Speicher genutzt. Man geht davon aus, dass sie in Zukunft auch als Grundlage potenter Speichermedien genutzt wird. Es ist bereits gelungen, verschiedenste Formate auf einer solchen biologischen Festplatte zu verschlüsseln und auch anschließend fehlerfrei wieder zu entschlüsseln. Allerdings wird statt des binären Codes 0 und 1, bei der DNA mit den vier Bausteinen *Guanin (G), Uracil (U), Adenin (A), Cytosin (C).* agiert.

Vielleicht regt dieser Sachverhalt den einen oder anderen „Experten" zum Nachdenken an, zeigt er doch, dass die mit dem Potenzieren verbundene Informationsspeicherung und Informationsübertragung keineswegs „Humbug" ist, wie es die Eliten verkünden. Außerdem kann sich jeder, der sich einen Zahn ziehen lassen muss oder irgendwelche normaler Weise mit Schwellungen und Blutergüssen einhergehende Prellungen oder Quetschungen erlitten hat, mit dem sehr einfachen, oben beschriebenen Arnica C30 Experiment selbst von der Realität überzeugen. Die elektromagnetische Induktion wurde 1831 von Michael Faraday bei dem Bemühen entdeckt, die Funktionsweise eines Elektromagneten („Strom erzeugt Magnetfeld") umzukehren („Magnetfeld erzeugt Strom"). Der Zusammenhang ist eine der vier Maxwellsche Gleichung. Die Induktionswirkung wird technisch vor allem bei elektrischen Maschinen wie Generatoren ausgenutzt. Bei diesen Anwendungen treten stets Wechselspannungen auf.

An dieser Stelle möchte ich noch einmal die Ansichten des Atomphysikers Bohm wiederholen. Bohm, der bei Oppenheimer, dem „Vater der Atombombe" promoviert hatte, befasste sich später als Professor für Physik mit der Problematik der Quantenrealität. Er übernahm eine Idee von Louis de Broglie und entwickelte eine mathematisch konsistente Interpretation der Quantenrealität mit lauter normalen Objekten. Danach ist ein Quantenobjekt als ein Teilchen mit zugeordneter Pilotwelle anzusehen, die es sozusagen darüber informiert, wie es sich zu bewegen hat. Heute würde man sagen, dass jedes Teilchen von einem Feld umgeben ist, wie man das auch von den Atomkernen kennt. Nach meiner Überzeugung handelt es sich folglich um die vergleichende Beschreibung eines Atomkernes als Quantenobjekt und den Elektronen in der Atomhülle, die als Pilotwellen bezeichnet werden, denn die Elektronen kommunizieren ja über die Photonen mit anderen Atomen.

Auch die Interpretation des Doppelspaltexperimentes ist nach meiner Überzeugung falsch, weil die Physiker nicht berücksichtigen, dass elektromagnetische Felder und Atomhüllen zwei Namen für einen Sachverhalt sind. Da der Atomkern nur den 10 000tel Teil eines Atoms ausmacht, verhalten sich elektromagnetische Felder und Atome im Doppelspalt-Experiment gleich. Deshalb macht es auch keinen Unterschied, ob man alle Photonen, Elektronen oder Atome gleichzeitig durch den Doppelspalt schickt oder hintereinander und auf einer Fotoplatte zuschaut, wie sich allmählich ein „Interferenzmuster" aufbaut, denn Interferenz kann nur auftreten, wenn am gleichen Ort zur gleichen Zeit Wellen aufeinandertreffen.

Die Lösung des Problems ist die Tatsache, dass 50% aller elektromagnetischer Felder, einen rechtsdrehenden Spin haben und 50% einen linksdrehenden Spin besitzen. Deshalb können sich elektromagnetische Felder entsprechend verstärken, schwächen oder sogar auslöschen, während die Atome bestehen bleiben und Moleküle bilden. Mit Hilfe des Stern-Gerlach-Versuchs konnten die Physiker Otto Stern und Walter Gerlach die Richtungsquantelung von Drehimpulsen nachweisen. Es handelt sich hierbei um ein grundlegendes Experiment in der Physik und wird dazu benutzt quantenmechanische Effekte zu erläutern, die im Rahmen der klassischen Physik nicht erklärt werden können.

Casti, John L., (Verlust der Wahrheit, Knaur Sachbuch, München, 1990, S.569) erläutert das wie folgt: *„Nach der Pilotwellen-Vorstellung ist jedes Quantenobjekt ein wirkliches Teilchen, das jederzeit bestimmte Eigenschaften besitzt. Jedem solchem Objekt ist eine Pilotwelle zugeordnet, die ebenfalls real ist, aber nicht anders als durch ihre Einwirkung auf das Teilchen aufgespürt werden kann. Diese Welle heißt 'Quantenpotential' und hat die Funktion, die Umgebung zu 'lesen' und Befunde an das Teilchen rückzumelden. Es handelt sich um eine reale Welle, nicht mit der*

Wellenfunktion des Quantums zu verwechseln, die eine rein mathematische Konstruktion zu prognostischen Zwecken ist. Das Teilchen verhält sich dann nach Maßgabe der Information, die es durch die ihm zugeordnete Pilotwelle bekommen hat. Infolgedessen besteht in der Quantenpotential-Interpretation ein Quantenobjekt nicht aus einem einzigen 'Ding'- Teilchen oder Welle, sondern ist beides zugleich. Zu beachten ist, wie bei dieser Vorstellung die objektive Realität wieder zu ihrem Recht kommt, da die bisherige Schizophrenie zwischen dem Objekt als Teilchen und dem Objekt als Welle entfällt." Ende des Zitates.

Natürlich gibt es auch gegen diese Theorie Einwände. Es ist jedoch wichtig festzuhalten, dass auch in der Quantenphysik die Möglichkeit, die Umgebung zu „lesen" und die Befunde an das entsprechende Teilchen zurückzumelden, durchaus diskutiert werden kann, wenn man darf. Darum ist angesichts der nicht zu leugnenden Heilerfolgen mit hochpotenzierten homöopathischen Arzneien davon auszugehen, dass auch hier Informationen zwischen Teilchen ausgetauscht, weitergegeben, gespeichert und abgestrahlt werden.

Der Physiker A. Popp zitiert in seinem Buch: „Biologie des Lichtes" erstaunliche Versuche aus der ehemaligen UdSSR, in denen beschrieben wird, dass eine keimfreie Zellkultur die gleichen pathologischen Zellveränderungen entwickelt wie eine Zellkultur, die durch Viren infiziert wurde, sofern sich beide Kulturen in Quarzglasgefäßen befinden und man beide Gefäße dicht nebeneinander stellt. Dieser Effekt bleibt jedoch aus, wenn man anstelle der Quarzglasgefäße entsprechende Gefäße aus herkömmlichem Glas verwendet oder die Quarzgläser zu weit auseinander stehen. Wir erinnern uns, dass die Lichtintensität, also die Strahlung, mit dem Quadrat der Entfernung abnimmt.

Unwillkürlich fragt man sich: Welche Eigenschaft besitzt der Quarz, die dem Glas nicht zu eigen ist? Die Lösung ist in diesem Falle recht einfach: Quarzkristalle sind optisch aktiv und haben die Eigenschaft, die Polarisationsebene des Lichtes zu drehen. Glas hingegen ist eine sogenannte Schmelze, also ein in seiner überwiegenden Masse nicht kristalliner Stoff und somit optisch inaktiv. Es streut das Licht und ist somit im

Gegensatz zum Quarzkristall zur exakten Weiterleitung von Lichtsignalen, also von bestimmten Informationen durch Photonen, ungeeignet, vergleichbar einer Milchglasscheibe, die zwar Licht durchlässt, aber keine exakte Information ermöglicht, was hinter der Scheibe vorhanden ist bzw. vorgeht. Man kann also wie im Nebel nicht sehen, was hinter der Milchglasscheibe wirklich ist.

Dieser von Popp angeführte Versuch ist in mehrfacher Hinsicht hoch interessant:

1. beweist er, dass die gesunde Zellkultur eine genau definierte Information erhalten haben muss.

2. legt er dar, dass es Photonen, also elektromagnetische Schwingungen sind, welche durch die isolierenden Quarzgläser hindurch eine permanente informative Kommunikation zwischen den beiden Zellkulturen ermöglichen.

3. zwingt er, unseren althergebrachten Krankheitsbegriff neu zu überdenken, bzw. zu erweitern. Eine zuvor gesunde und keimfreie, vor Fremdeinflüssen stofflicher Art abgeschirmte Zellkultur zeigt die gleichen pathologischen Veränderungen, wie die neben ihr völlig isoliert stehende infizierte Zellkultur, weil sie über elektromagnetische Wellen in Form von Photonen eine bestimmte Störinformation erhalten und diese aufgeprägt bekommen hat! Wie man sieht, haben wir hier den gleichen Effekt, den wir bei gesunden Probanden im Rahmen einer Arzneimittelprüfung mit Hochpotenzen beobachten können. Dies alles beweist, dass elektromagnetische Wechselwirkungen (sog. Resonanzen) die Lebensvorgänge steuern und harmonische Funktionsabläufe durch elektromagnetische Störschwingungen beeinflusst werden können. Hahnemann, welcher als Sohn seiner Zeit von elektromagnetischen Wellen noch keine Kenntnis hatte, sprach bereits von „geistartigen Kräften", welche in der Lage sind, die Lebenskraft eines Menschen zu „verstimmen".

Doch zurück zu den beiden Zellkulturen: Beide Zellkulturen haben zunächst ein vergleichbares physiologisches Grundschwingungsmuster.

Nach der künstlichen Infektion mit Viren wird das Grundschwingungsmuster der infizierten Zellkultur durch die dauerhaft von den Krankheitserregern ausgehenden elektromagnetischen Störschwingungen (Fehlinformationen) derart verändert, dass innerhalb ihres zuvor harmonischen Schwingungsmusters Störfelder auftreten.

Diese Störfelder sind es, welche primär zu Fehlinformationen und sekundär zu Fehlfunktionen mit den entsprechenden pathologischen Zellveränderungen führen. Setzt man nun die noch gesunde Zellkultur neben die erkrankte, kommt es zwischen beiden zu elektromagnetischen Wechselwirkungen. Die Grundschwingung dieser völlig keimfreien Kultur vermag die von der erkrankten Kultur ausgehenden Störschwingungen offensichtlich nicht „abzupuffern", sodass es auch hier zu den gleichen pathologischen Veränderungen wie bei den durch Viren befallenen Zellen kommt. Durch diesen Versuch wird auch verständlich, warum die Einnahme von homöopathisch aufbereiteten Arzneien bei einem gesunden Probanden eine „künstliche Krankheit" provozieren kann, wenn sie zu lange eingenommen wird.

Lebende Zellen sind also nicht nur in der Lage, elektromagnetische Wellen (Informationen) gezielt zu senden, sondern sie vermögen auch diese Informationen detailgetreu zu empfangen, zu „verstehen", zu verarbeiten und selbst wieder abzustrahlen. Aber was oder wer sendet und wer oder was empfängt? Wie erfolgt die Speicherung der Informationen und wo werden sie gespeichert? Grundsätzlich ist festzuhalten, dass Informa- tionen immer auf Materie gespeichert werden müssen, wenn sie nicht verloren gehen sollen. Aus diesem Grunde erfanden etwa 3400 Jahren v. chr. die Sumerer die Keilschrift, um die Probleme einer komplexeren Gesellschaft bewältigen zu können.

In der Physik wird die Schwingung (Wellenstrahlung) als ein räumlich und zeitlich periodischer Vorgang definiert, bei welchem Energie transportiert wird, ohne dass gleichzeitig auch ein Massetransport, sprich Materietransport, stattfindet. Die transportierte Energie wechselt dabei periodisch ihre Form. Elektrische Schwingungen (bzw. elektrische Felder) erzeugen stets magnetische Schwingungen (bzw. magnetische Felder).

Da sich elektrische Felder umgekehrt proportional zu magnetischen Feldern verhalten, hat dies zur Folge, dass sich das elektrische Feld immer in dem Maße abbaut, wie sich das magnetische Feld aufbaut und umgekehrt. Wie bei einem schwingenden Dipol (Antenne) gehen die elektrischen Felder nach dem Erreichen der maximalen Feldstärke gleichmäßig in ein magnetisches Feld über und umgekehrt. So entsteht ein gleichmäßiges An- und Abschwellen der beiden gegensätzlichen Felder, die sich gegenseitig durchdringen. Durch die Bezeichnung elektromagnetisches Wechselfeld wird diese Feldverzahnung deutlich beschrieben. Das bedeutet, dass ein elektromagnetisches Feld einer bestimmten Stärke ein entsprechend starkes, ihm spiegelbildlich ähnliches magnetoelektrisches Feld durch Interferenz löschen kann. Ein Sachverhalt, welcher für das weitere Verständnis der nachfolgenden Ausführungen ebenfalls von entscheidender Bedeutung ist.

Wenn ein homöopathisch arbeitender Arzt nach den von Hahnemann vorgeschriebenen Richtlinien eine Arznei verdünnt und ihr nach jedem einzelnen Verdünnungsvorgang durch Verreiben oder Verschütteln kinetische Energie zuführt, wird den Atomkernen der Milchzuckermoleküle, bzw. der Moleküle der alkoholischen Lösung, über die ihnen zugehörigen Elektronen die arzneiliche Information der zu verdünnenden Substanz komplementär aufmoduliert. Die Protonen verhalten sich also komplementär zu den Neutronen (Antiprotonen, die die geleugnete Antimaterie sind) und interagieren über den Photonenaustausch auf energetischer Ebene miteinander.

Dieser Sachverhalt ist für die Molekularbiologie von elementarer Bedeutung. Dies lässt sich gut an dem komplementären Verhalten der Helix bei den Zellteilungsvorgängen nachweisen. Sobald sich die beiden Stränge der Erbsubstanz innerhalb der Zelle zu trennen beginnen, werden die beiden freiwerdenden, sich komplementär zueinander verhaltenden DNA Stränge durch komplementäre Moleküle auf chemischer Ebene wieder vervollständigt. Auch hier wird der entscheidende Schritt auf der energetischen Ebene vorgegeben.

Bei entsprechender Energiezufuhr (Verschütteln oder Verreiben, bzw. durch die lebenden Organismen innewohnende Lebensenergie) strahlen die so geprägten arzneilichen Atomkerne über ihre Elektronen und Photonen das spiegelbildliche Arzneimuster gleichsam wie ein Sender ab. Die Situation ist vergleichbar mit Ton- und Bildkonserven verschiedenster Art. Es gibt jedoch zwei entscheidende Unterschiede: Die Oberflächen der Quarks und Antiquarks in den Atomkernen erfahren durch jede Änderung ihres Umfeldes, sofern ein bestimmter Schwellenwert überschritten wird, eine Umprägung. Auch hier das Alles oder Nichts Gesetz. Die Oberflächen der Quarks und Antiquarks in den Atomkernen sind in der Lage, permanent den aktuellen Informationsstand zu speichern und abzustrahlen, indem sämtliche gespeicherten Informationen ihren speziellen Spektralstrahlen aufmoduliert werden (ganz ähnlich wie die Rundfunk- und Fernsehsender es mit ihren Leitstrahlen tun). Auch hier wieder selbstähnliche Vorgänge.

Derartige Veränderungen in der Prägung der Atome lassen sich mit dem Colorplate-Verfahren bildlich darstellen. Diese Aufnahmetechnik wurde von Dipl. Ing. Dieter Knapp aus der Kirlian-Fotografie entwickelt. Bei diesem Verfahren wird ein Tropfen des zu untersuchenden homöopathisch aufbereiteten Arzneimittels auf einen Film gegeben. Zwischen den beiden Polen einer gepulsten Hochspannungsquelle, durch eine Platte isoliert, entsteht ein Bild, das als Fotodokument verwendet werden kann. Diese Ergebnisse sind reproduzierbar und zeigen für die unterschiedlichsten Arzneimittel und deren verschiedenste Potenzierungsstufen typische Strahlenmuster. Eine deutliche Unterscheidung der verschiedensten Stoffe und Potenzen ist bis zur D200 möglich. Selbst ältere homöopathisch aufbereitete Arzneimittel zeigen noch das gleiche Strahlungsmuster, wenn auch in abgeschwächter Intensität. Es lässt sich also mit diesem Verfahren erkennen, ob ein Arzneimittel bereits potenziert wurde oder nicht.

Interessanterweise kann bei bereits potenzierten Arzneimittelverdünnungen auf den einzelnen Potenzierungsstufen trotz weiterer Verschüttelungen bzw. Verreibungen keine weitere Änderung des Strahlenmusters mehr bewirkt werden. Erst nach einer weiteren Verdünnung mit anschließender Verschüttelung bzw. Verreibung ändert sich das Strahlenmuster wieder. Die beschriebenen Beobachtungen beweisen, dass ein homöopathisches Arzneimittel nach jedem Potenzierungsvorgang abgesättigt ist und - einem voll bespielten Chip vergleichbar - keine weiteren Informationen mehr aufnehmen kann.

Einen weiteren wichtigen Hinweis für meine Annahme, dass die Speicherung an den Oberflächen der Quarks und Antiquarks in den Atomkernen erfolgt, ist die Beobachtung, dass sich die Strahlungsbilder von den verschiedensten Substanzen und Potenzen nicht mehr voneinander unterscheiden lassen, wenn man sie auf 60 Grad Celsius erwärmt. Nach Abkühlung treten die typischen Strahlungsmuster jedoch wieder auf. Werden aber die Substanzen zum Sieden gebracht, lässt sich auch nach Abkühlung kein charakteristisches Strahlenbild nachweisen.

Resch, G./Gutmann, V.: „Wissenschaftliche Grundlagen der Homöopathie", 2. Aufl., O.-Verlag, Berg am Starnberger See, 1987, S. 360 schreiben, dass bekannt ist, dass Hochpotenzen durch Erwärmen oder Bestrahlen ihre Arzneimittelwirkung einbüßen. Bei 60 Grad ist das oszillierende System Atom in einem sehr labilen Grenzbereich, findet aber nach einer Abkühlung, also Energieentzug, wieder in seinen stabilen Schwingungszustand und Schwingungsrhythmus zurück. Bei einer Lautsprecheranlage würde man von einer Übersteuerung sprechen. Im Bereich des Siedepunktes hingegen befinden sich die Atome im Zustand eines Phasenüberganges. Das bisherige System (flüssiges Arzneimittel) wird instabil und geht in ein anderes, stabiles System (gasförmiger Zustand) über (Phasenübergang, neuer Aggregatzustand). Die Informationen auf den Atomkernen werden in dieser Phase unwiederbringlich gelöscht. Nach einer Abkühlung ist deshalb kein charakteristisches Strahlungsbild mehr zu erwarten. Anders ist die Situation nach einer Bestrahlung. Durch energiereiche Strahlen erfolgt eine direkte Einwirkung auf die Elektronen in der Atomhülle, weshalb Röntgen- oder Mikrowellenstrahlen die auf den Oberflächen der Quarks und Antiquarks gespeicherten Informationen für immer auslöschen.

Bei den Atomen tasten die Elektronen ihre Umgebung über Photonenaustausch ab und stehen durch permanente Rückkopplungen mit den

Quarks ihrer Atomkerne in steter Wechselwirkung. Diese Resonanzfähigkeit der verschiedensten Systeme ist für den Informationsaustausch von entscheidender Bedeutung. Nicht minder bedeutungsvoll ist die Synchronisation dieser Systeme, da durch sie ein für das betreffende Kollektiv typischer Rhythmus entsteht, welcher sich letztendlich als Biorhythmus zu erkennen gibt. Auch hier wieder die Selbstähnlichkeit, die sich wie ein Ariadnefaden von den elementaren, synchronisierten Schwingungen der Urstoffteilchen in den jeweiligen Feldern bis zum Menschen verfolgen lässt. Egal ob es sich um sogenannte primitive Kulturen oder den modernen „Industriemenschen" des Informationszeitalters handelt, alle sprechen stark auf Rhythmen an. Als Informationsquelle dienen die stehenden Wellen und ihre Interferenzmuster, die ihrerseits wiederum mit den Elektronen ihres Umfeldes wechselwirken.

In allen Lebewesen haben wir es entweder mit links- oder rechtsdrehenden Molekülen zu tun, während in der anorganischen Natur Racemate, also ein Gemisch aus rechts- und linksdrehenden Molekülen üblich ist. Wenn eine Arznei homöopathisch aufbereitet wird, so stellt dies ja keineswegs nur einen Verdünnungsvorgang dar, wie die Gegner der Homöopathie immer wieder fälschlicher Weise behaupten. Vielmehr wird allen Molekülen und Atomen der arzneilichen Ausgangssubstanz auf jeder einzelnen Verdünnungsstufe durch Verreiben bzw. Verschütteln kinetische Energie zugeführt. Auf Grund dieser Energiezufuhr kann diese Arznei ihr Schwingungsmuster nunmehr verstärkt abstrahlen und (über die ebenfalls aktivierten Elektronen des Verdünnungsmittels) ihre arzneispezifische Information den Atomen des unspezifischen Verdünnungsmittels aufprägen. Hierbei spielen, wie im Folgenden ausführlich dargelegt wird, die Spins der einzelnen Protonen bzw. Atomkerne eine Schlüsselrolle.

Meinem Atommodell zufolge sind bereits die Protonen, also die Atomkerne des Wasserstoffs, komplementär aufgebaut: 50% der Protonen bestehen aus einem d-Quark / Antiquarkpaar, dessen Urstoffteilchen parallel und 50% aus einem d-Quarkpaar, dessen Urstoffteilchen antiparallel zur Rotationsachse ausgerichtet sind. Ebenso haben 50% der d-Quark/ Antiquarkpaare einen spiegelbildlichen Spin (Drehrichtung).

Wie sonst sollten sich zwei Protonen, die sich ja auf Grund gleicher Ladung abstoßen müssten, zu dem Wasserstoffmolekül H_2 verbinden, wenn nicht die beiden Elektronen einen entgegengesetzten Spin hätten, der sich wiederum nur durch den komplementären Aufbau der Protonen erklären lässt, sofern man nicht an das Märchen vom Urknall glaubt. Aber auch der Aufbau aller Atome beruht auf diesem Komplementärprinzip. Nach Pauli darf keine kreis- oder ellipsenförmige „Quantenbahn" innerhalb einer Schale des Atoms von mehr als zwei Elektronen besetzt sein. Diese Elektronen müssen außerdem einen entgegengesetzten Spin, also eine entgegengesetzte Drehrichtung haben. Dieses Gesetz wird deshalb auch als „Pauli Prinzip" oder auch „Ausschließungsprinzip" bezeichnet.

Da die „Ordnungszahlen" der chemischen Elemente durch die Zahl der Protonen bzw. deren Elektronen bestimmt wird, müssen sich die Atomkerne grundsätzlich aus komplementär aufgebauten Protonen zusammensetzen. Dieser Sachverhalt erklärt auch, warum sich grundsätzlich alle Racemate aus 50% linksdrehenden und 50% rechtsdrehenden Molekülen zusammensetzen. Dieser Tatbestand ist für das Verständnis der nachfolgenden Ausführungen von entscheidender Bedeutung. Denn ab der zweiten Potenzierungsstufe prägen die Protonen die Antiprotonen mit der Arzneimittelinformation. Beim darauffolgenden Potenzierungsvorgang prägen dagegen die Antiprotonen die Protonen mit der Arzneimittelinformation; d.h. die Protonen mit dem d-Quark/Antiquarkpaar (das sich im Uhrzeigersinn dreht) werden jetzt die Protonen mit dem d-Quark/Antiquarkpaar (das sich entgegen dem Uhrzeigersinn, also spiegelbildlich dreht) prägen usw.. Hieraus ergibt sich die zwingende Schlussfolgerung, dass diese Atome bei hinreichender Energiezufuhr (Schwellenreiz, Selbstähnlichkeitsprinzip) das ihnen aufgeprägte Arzneimuster nur spiegelbildlich über ihr spezifisches Spektralmuster abstrahlen können.

Nichts Anderes macht ja z.B. die Doppelhelix des Gencodes, wenn sie durch die Basenfolge des einen DNS-Stranges die Basenfolge des komplementären DNS-Stranges bereits vollständig determiniert. Auch bei der Zellteilung findet eine Reduplikation der beiden Helix-Stränge nach dem gleichen Schema statt. Bei der Transkription wird von einer DNS-Sequenz ausgehend die Messenger-RNA aufgebaut, welche ihrerseits wiederum die Eiweißmoleküle synthetisiert usw. . Hier wird also auf materieller (biochemischer) Ebene „ausgeführt", was bereits auf energetischer oder - wie es Hahnemann aus der Sicht seiner Zeit mit den Möglichkeiten seines Vokabulars lehrte - auf „geistartiger" (dynamischer) Ebene vorgegeben ist.

Bei der synthetischen Herstellung von Arzneimitteln entstehen ebenfalls Racemate, von denen nur die Moleküle mit einer bestimmten Händigkeit, also einem bestimmten spiegelbildlichen Aufbau der Andockstellen (Liganden), zu den Rezeptoren „entsprechender" Moleküle im lebenden Organismus ihre pharmakologische Wirkung entfalten, während die anderen Moleküle unwirksam sind oder eine andere Funktion ausführen und deshalb den Organismus vor allem durch ihre Abbauprodukte unnötig belasten. Dies ist auch ein Grund, warum natürliche Vitamine wirksamer sind als synthetisch hergestellte Vitamine, da die natürlichen Vitamine keine Racemate sind. Seit z.B. durch geeignete Adsorbentien die Arzneimittelindustrie in der Lage ist, spiegelbildliche Moleküle zu trennen, ist man bemüht, Arzneimittel mit einer ganz bestimmten Händigkeit auf den Markt zu bringen.

Die Pharmakologen machen sich somit bei den chemischen Reaktionen, also auf der „materieller Ebene", den gleichen Wirkungsmechanismus zunutze, den die Homöopathie auf „energetischer Ebene" schon seit 200 Jahren nutzt - sehr zum Ärger der etablierten Wissenschaften. Sowohl der allopathisch therapierende Mediziner wie der homöopathisch arbeitende Arzt benutzen das Gesetz von Aktion und Reaktion, die Wechselwirkung von Rezeptor und Ligand, Gift und Gegengift. Allerdings befindet sich der Allopath im „Reich der Materie" und muss folgerichtig auch deren Gesetze befolgen und das richtige Gegenmittel einsetzen, um über Regelkreise eine Fehlfunktion im Organismus zu korrigieren.

Der mit Hochpotenzen arbeitende Homöopath befindet sich hingegen im „Reich der Energie", einer übergeordneten elementaren Energiestufe, oder besser gesagt, in einem anderen Aggregatzustand der Materie. Er nutzt die strukturbildenden Eigenschaften der stehenden Wellen und der elektromagnetischen Felder, um eine Heilung durch Interferenz direkt zu erzielen. Nebenwirkungen scheiden aus, da keine chemischen Reaktionen auftreten. Physikalisch ist die Speicherung elektromagnetischer Schwingungsmuster auf der Quarkoberfläche als das Gedächtnis der Atomkerne zu verstehen. Was auf energetischem Bereich die Interferenz, ist auf molekularer Ebene das „Schlüssel-Schloss-Prinzip". Dieser Sachverhalt ist auch nicht weiter verwunderlich, da stehende Wellen für die Struktur der Atome und Moleküle verantwortlich sind. Dieser Tatbestand erklärt aber auch, warum in der anorganischen Natur Racemate, also Gemische aus rechts- und linksdrehenden Molekülen im Verhältnis 1:1 vorkommen, während im lebenden Organismus die Moleküle überwiegend links- oder rechtsdrehend sind.

Optisch aktive Verbindungen treten stets in 2 Stereoisomeren auf, den sog. Antipoden. *„Optische Isomerie"* (Schröter, Werner u.a.: Taschenbuch der Chemie, VEB Fachbuchverlag Leipzig, 1974, *S.449) „ist abhängig von der Anwesenheit eines asymmetrischen C - Atoms, eines C - Atoms mit vier verschiedenen Liganden, symbolisch dargestellt durch C*. Alle Moleküle, die ein asymmetrisches C - Atom enthalten, sind optisch aktiv, d.h. ihre Lösungen drehen die Schwingungsebene des polarisierten Lichtes.*

Die Drehrichtung wird bei rechtsdrehenden Stoffen mit (+), bei linksdrehenden mit (-) angegeben. Optisch aktive Moleküle, die sich wie Bild und Spiegelbild verhalten, heißen optische Antipoden. Sie besitzen die gleichen chemischen und physikalischen Eigenschaften bis auf die unterschiedliche Drehrichtung der Schwingungsebene des polarisierten Lichtes. Dabei ist der Betrag der Drehrichtung gleich." Ende des Zitates.

An dieser Stelle sei noch einmal darauf hingewiesen, dass grundsätzlich zwischen einer sehr komplexen materiellen Ebene, die unsere tägliche Erfahrung widerspiegelt und der äußerst einfach strukturierten energetischen Ebene, einer Art „Jenseits" unterschieden werden muss. Beide Ebenen verhalten sich nach dem Gesetz von Aktion und Reaktion komplementär. Stehende Wellen und unterschiedliche Felder strukturieren das Universum ebenso wie die einzelnen Atome und Moleküle. Deshalb können Störschwingungen ein System destabilisieren und sich nach dem Schmetterlingseffekt so aufschaukeln, dass sie das vorherrschende System sogar zerstören. Ein Vorgang, den die Teilchenphysiker bei dem radioaktiven Zerfall von Atomen irrtümlich, als schwache Kernkraft bezeichnen. Ein sicheres Zeichen, dass man den Vorgang nicht verstanden hat. Umgekehrt können diese Störschwingungen durch Interferenz gelöscht werden, so dass das gestörte System von selbst wieder in seine ursprüngliche ihm eigene Grundschwingung und seinen Eigenrhythmus zurückfindet.

Eine Krankheit, sofern sie nicht auf mechanischen Ursachen beruht, ist nichts Anderes als eine unterschiedlich starke Störung der Grundschwingung einer Zelle, eines Organs oder gar des gesamten Organismus. So erklärt sich auch das sog. „Heringsche Gesetz", welches u.a. besagt, dass in der Regel während der homöopathischen Therapie eines chronischen Leidens die Krankheitssymptome in der umgekehrten Reihenfolge ihres Auftretens mehr oder minder schnell verschwinden. Auch hier wieder der Effekt, dass sich eine Störung zunächst aufschaukelt, um sich dann in umgekehrter Reihenfolge wieder abzubauen. So braucht ein Sturm, je nach Größe und Tiefe eines Gewässers, eine gewisse Zeit, bis erste Wellen entstehen, die größer und größer werdend, schließlich als riesige Brecher auf das Ufer prallen. Ist der Sturm vorüber, bilden sich die Wellen in umgekehrter Weise wieder zurück. Während dies auf einem See relativ schnell geschieht, werden im Atlantik noch in Regionen hohe Wellen zu beobachten sein, wo zuvor überhaupt kein Lüftchen wehte.

Nach dem Selbstähnlichkeitsprinzip spielt sich das Gleiche in einem Organismus ab. Wie sonst könnte ein Mensch per definitionem tot sein, obwohl seine Organe für Transplantationen hervorragend geeignet, d.h. noch voll funktionsfähig sind. Der tote Körper unterscheidet sich chemisch in nichts vom lebenden. Der Unterschied liegt auf der energetischen Ebene, eben dem Jenseits, das in unser Diesseits hineinwirkt. Ein oszillierendes System, welches sich fern seines Gleichgewichtszustandes befindet, gelangt als Folge unzureichender Energie- und Materiezufuhr irreversibel in den tödlichen gleichgewichtsnahen Zustand. Deutlicher lässt sich wohl kaum der Unterschied zwischen einer auf einer linearen Denk- und Vorgehensweise beruhenden Ingenieurwissenschaft und der nichtlinearen Denkweise von Biologen und Medizinern darstellen. Siehe folgende Abbildung.

Nach Entfernen der Magnete bricht das Magnetfeld zusammen, die strukturbildenden Eigenschaften der Feldlinien gehen verloren und die Eisenspäne werden sich durch kleine Erschütterungen umso stärker verteilen, je länger man sie liegen lässt. Nichts Anderes geschieht, wenn ein Organismus stirbt. Die Materie bleibt, die Struktur bildenden elektromagnetischen Felder brechen zusammen, die Oszillationen hören auf, der Körper verfällt, die Zellen werden zersetzt.

Sechs Magnete bilden ein Magnetfeld, in dem sich die Eisenspäne entsprechend den Feldlinien ausrichten

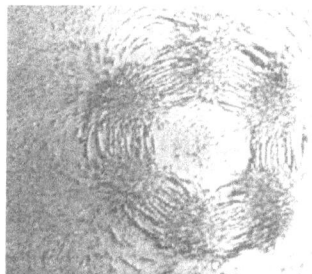 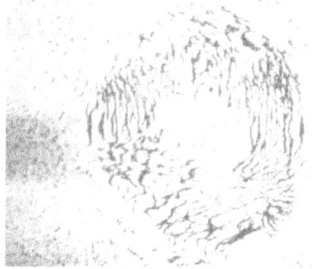

Eisenspäne über einem Ring aus 6 Magneten *Eisenspäne 2 Stunden nach dem Entfernen der 6 Magneten*

Trotz gleicher chemischer und physikalischer Eigenschaften ein Unterschiedliches Bild nach Entfernen der Magnete. Kleinste Erschütterungen führen zum Zerfall des Magnetbildes.

Doch zurück zur Homöopathie. Beim Potenzieren werden nicht nur Informationen auf der Oberfläche der Quarks und Antiquarks in den Atomkernen gespeichert. Durch die jeweiligen Verdünnungen wird noch ein weiterer günstiger Effekt erzielt. Während des fortschreitenden Verdünnens werden von Potenzierungsstufe zu Potenzierungsstufe sämtliche Verunreinigungen, die nun einmal unterschiedlich stark bei Arzneimitteln bestehen, beseitigt, oder besser gesagt „herausverdünnt".

Angenommen eine Arznei hat eine Verunreinigung von 1 : 10^{-8}. Spätestens ab der Potenz D9, C5 oder LM3 sind diese materiellen Störkomponenten als Folge einfacher Verdünnungen eliminiert. Es bleiben aber zunächst noch Atome des Verdünnungsmediums, die durch die Störschwingung geprägt sind. Aber auch sie werden im Laufe der weiteren Potenzierungsschritte immer stärker ausgedünnt, so dass schließlich nur noch die reine Arzneimittelschwingung übrigbleibt.

In einem homöopathisch aufbereiteten Arzneimittel haben wir folglich die gleichen Voraussetzungen, wie in den Molekülen und Zellen von Organismen. Auch hier wieder die Selbstähnlichkeitsregel. Nach den von mir gemachten Darlegungen entspricht eine homöopathisch aufbereitete Arznei in der Pharmakologie (Allopathie) einer links- oder rechtsdrehenden Arzneisubstanz und enthält grundsätzlich die spiegelbildliche Information der arzneilichen Ausgangssubstanz.

Die geprägten Atome werden von den Elektronen wie von einem Laser abgetastet und können die von ihnen ermittelten Informationen über Photonen bei geeigneter Energiezufuhr (z.B. Lebensenergie) direkt an ihre Umgebung abstrahlen. In diesem Zusammenhang ist es besonders wichtig, darauf hinzuweisen, dass durch die Zufuhr einer nach dem Ähnlichkeitsprinzip gewählten, homöopathisch aufbereiteten Arznei sämtliche den arzneilichen Schwingungen entsprechenden Störschwingungen innerhalb des Organismus (völlig unabhängig von dem Ort ihres Auftretens) gleichzeitig gelöscht werden, so dass als erfreulicher Nebeneffekt Beschwerden verschwinden können, von denen der behandelnde Homöopath keine Kenntnis hatte. Diese Beobachtungen verdeutlichen, dass die Homöopathie nicht nur von ihrer stets den ganzen Menschen einbeziehenden Diagnosestellung, sondern auch von ihrer Wirkung her als eine ganzheitliche Therapie bezeichnet werden muss. So erklärt sich auch, warum nach der auf dem Simileprinzip basierenden Lehre Hahnemanns dasjenige Mittel für die Heilung eines Kranken am geeignetsten ist, dessen Arzneimittelbild dem Gesamtsymptomenbild des jeweiligen Patienten am meisten ähnelt. Erst unter diesen Voraussetzungen ist eine sichere, schnelle und sanfte Heilung im Sinne Hahnemanns möglich. Ist jedoch der Patient bereits so geschwächt, dass seine Lebensenergie einen kritischen Grenzwert unterschreitet, bleibt eine noch so gut gewählte homöopathische Arznei wirkungslos.

In letzter Zeit wurden, wie bereits erwähnt, noch erheblich zu verbessernde Geräte entwickelt, die über Akupunkturpunkte erkrankter Regionen elektromagnetische Störschwingungen vom Körper des Patienten abgreifen, spiegelbildlich umwandeln und an den Organismus zurückgeben (Bioresonanztherapie). Auch hier bedient man sich zur Heilung der Sprache des Kosmos, also den Wechselwirkungen zwischen stehenden Wellen und elektromagnetischen Feldern durch Interferenz.

Will man verhindern, dass sich diese spiegelbildlichen Schwingungen im Organismus manifestieren, indem sie nach Löschung der körpereigenen Störschwingungen nun ihrerseits zu Störschwingungen werden, darf auch hier die „Strahleneinwirkung" nur von kurzer Dauer sein.

Wichtig ist jedoch bei alledem, dass die Energiezufuhr einen bestimmten Schwellenwert übersteigt. Auch hier gilt, wie überall, das Alles oder Nichts Gesetz. Auch hier zieht sich das Selbstähnlichkeitsprinzip wie ein Ariadnefaden vom Quantensprung des Elektrons über den Versuch von Hertz mit den Photonen und der Metallplatte bis hin zu allen biologischen Systemen und Funktionsabläufen hin. Die stehenden Wellen sind für die Strukturbildung verantwortlich. Die Materie speichert die Informationen und die Interferenz bildet die informative Rückkopplung, indem sie die stehenden Wellen verändert und die Veränderung der stehenden Wellen die Strukturen verändert. Dies ist auch der Grund dafür, dass z.B. Lebewesen ihre Umwelt „förmlich" abbilden, und dies im wahrsten Sinne des Wortes. So entwickelten sich bei genetisch völlig verschiedenen Lebewesen durch Anpassung an die Umwelt ähnliche Merkmale hinsichtlich Gestalt und Organen. In diesem Zusammenhang sei nur an die stromlinienförmige Körperform bei Fischen und wasserbewohnenden Säugetieren oder an das Erscheinungsbild von Vögeln und Fledermäusen erinnert. Ein Fisch ist seinem Lebensraum ebenso ideal angepasst wie ein Vogel der Atmosphäre. Wenn irgendwo auf einem Berg oder in einer Wüste ein Archäologe den versteinerten Abdruck eines Fisches findet, so darf er aus diesem Fund schließen, dass dieses Gebiet einmal ein

Meer oder See war, obwohl die Landschaft, dem Augenschein nach, nicht auf eine derartige Vergangenheit schließen lässt.

Der Schlüssel zum Verständnis derartiger morphologischer Anpassungsvorgänge liegt in den Tripel, die den Gencode aufbauen. Diese Tripel sind gleichzeitig für die dreidimensionale Orientierung der Moleküle notwendig und werden durch die stehenden Wellen der beiden u-Quark/ Antiquarkpaare und eines der beiden d-Quark/Antiquarkpaare aufgebaut. Das ist der Grund, warum der Gencode der DNS aus den Basen Adenin, Thymin und Cytosin besteht. Interessanterweise kann Cytosin gegen Guanin ausgetauscht werden. Dies entspricht auch dem Sachverhalt, dass es vier verschiedene Quark/Antiquarkpaare gibt, von denen aber immer nur drei ein Proton aufbauen können. Das bedingt wiederum, dass Adenin (eine Purinbase) und Thymin (eine Pyrimidinbase) von den stehenden Wellen der beiden u-Quark/ Antiquarkpaaren aufgebaut werden, während Guanin (eine Purinbase) und Cytosin (eine Pyrimidinbase) von den stehenden Wellen der beiden d-Quark/Antiquarkpaaren entsprechend ihrem spiegelbildlichen Spin gebildet werden. Das erklärt auch, warum der Gencode grundsätzlich aus Tripels besteht.

Wie im Proton die drei Quark/Antiquarkpaare zunächst die drei Dimensionen bildeten, die zu einem viel späteren Zeitpunkt uns die Vorstellung eines Raumes ermöglichten, so wie die Struktur der Protonen und Neutronen (Antiprotonen, „Antimaterie") unter entsprechenden Rahmenbedingungen die Entstehung aller uns bekannten Elemente ermöglichte, so sind die Quarks und Antiquarks über die Atomhülle, die sie ja aufgebaut und strukturiert haben und die sie dauerhaft aufrecht erhalten, für die Ausrichtung der jeweiligen Atome beim Aufbau der Moleküle verantwortlich. Die Quarks und Antiquarks sind also auch für die Struktur der Tripel in den Genen ursächlich. Diese Tripel bilden ihrerseits im nächsten Schritt und auf einer höheren Ordnungsebene die dreidimensionalen Moleküle, die einen lebenden Organismus in Form von Zellen und Organen ausmachen. Die Tatsache, dass im Gencode Cytosin durch Guanin ausgetauscht werden kann, hat weittragende Konsequenzen. So wie sich die beiden d-Quark/Antiquarkpaare spiegelbildlich zueinander verhalten, so wird jeder Organismus, bei dem der Gencode der DNS aus den vier Basen Adenin, Thymin, Cytosin und Guanin aufgebaut ist, auch aus zwei Hälften bestehen, die sich spiegelbildlich zueinander verhalten, entsprechend der komplementär angelegten Stränge in der Doppelhelix. Ganz allgemein bekannt ist, dass z.B. die Gesichtshälften eines jeden Menschen sehr ähnlich, aber nicht spiegelbildlich gleich sind. Dies ist die Auswirkung des Austausches von Cytosin und Guanin im Gencode.

Die Abweichungen im Aussehen der Gesichtshälften sind dadurch zu erklären, dass dieser Austausch nicht spiegelbildlich, sondern komplementär erfolgt, also nur näherungsweise, eben ähnlich oder, wie Hahnemann es formulierte, „simile" ist. Die vollkommene Symmetrie wird zwar überall in der Natur angestrebt, aber nie erreicht. Und weil das so ist, bleibt alles für alle Zeiten in Bewegung. Da sich jedes Quarkpaar aus einem Quark und seinem entsprechenden Antiquark zusammensetzt, erzeugt jedes Quarkpaar zwei verschiedene Impulse mit unterschiedlicher Spannung. Ein Vorgang, der in der Computertechnik zur Anwendung des Binärcodes führte.

Nach dem Selbstähnlichkeitsprinzip finden wir im Morsealphabet das gleiche Informationsmuster. Was bei den Quarkpaaren die unterschiedlichen Spannungsimpulse, sind im Morsecode Strich-Punkt-Kombinationen. Da die Atomkerne die Temperatur des absoluten Nullpunktes haben, gibt es bei der „Aufzeichnung" der Umweltsignale und Umweltinformationen auch beinahe kein Rauschen. Es bestehen also optimale Empfangs- und Sendebedingungen bei einem Minimum an Energieaufwand. Die Atomkerne verhalten sich sozusagen wie wechselwarme Tiere. Sie werden erst entsprechend aktiv, wenn die Umgebungstemperatur, also die eigentliche Energiequelle, entsprechend stark ist.

Als Modell bietet sich die Biene an. Die als besonders arbeitsam bekannte Biene wird als wechselwarmes Tier erst aktiv, wenn es für sie ausreichend warm ist. Der Bienenkörper ist in diesem Denkmodell als Atomkern zu verstehen. Die Flügel würden den Elektronen entsprechen. Je wärmer es wird, je mehr Energie also dem Bienenkörper zugeführt wird, umso aktiver wird die Biene und umso frequenter, also energiereicher, der Flügelschlag. Der Bewegungsablauf der Flügel bleibt dabei gleich. Lediglich die Frequenz nimmt zu. So wie die Biene durch ihren Tanz wichtig Informationen an ihre Artgenossinnen weitergibt, die diese Informationen auch verstehen und entsprechend reagieren, so gibt der Atomkern über das oder die Elektronen seine von ihm gespeicherten Informationen über Photonen an andere Atome und Moleküle weiter, die dann ebenfalls entsprechend reagieren und je nach energetischer Situation die Informationen untereinander austauschen und eventuell neue Informationen speichern.

Zu welcher Intensität sich derartig Strahlungen aufschaukeln können, zeigen die Pheromone (Sexuallockstoffe weiblicher Insekten), die von den männlichen Geschlechtspartnern noch kilometerweit und unabhängig von der Windrichtung wahrgenommen werden können, da es sich um elektromagnetische Wellen mit laserähnlichen Infrarotkomponenten handelt (Popp, Fritz - A.: Neue Horizonte in der Medizin. Haug-Verlag, Heidelberg 1983). Diese laserähnlichen elektromagnetischen Wellen müssen also von dem Duftmolekül abgestrahlt werden. Derartige Duftmoleküle werden inzwischen synthetisch hergestellt und zur Bekämpfung von schädlichen Insekten eingesetzt. In den Weinanbaugebieten findet man häufig kleine Kunststoffbehältnisse, die diese laserähnlichen Wellen ausstrahlen. Dies geschieht ohne Batterie oder sonstige künstliche Energiezufuhr. Das Molekül verbraucht aber nachweislich Energie, wenn es elektromagnetische Wellen, noch dazu laserähnliche Wellen, abstrahlt. Je wärmer die Witterung, umso intensiver die Abstrahlung, umso aktiver die wechselwarmen Insektenmännchen. So ist die Frage: Wo kommt die Energie her und warum erschöpft sich der „Sender" nicht in kurzer Zeit, durchaus berechtigt. Hierfür gibt es folgende Erklärung: Wie bereits früher beschrieben und noch später näher ausgeführt wird, führt jede Temperaturerhöhung zu einer Energieverdichtung (Urstoffteilchen- bzw. Ätherverdichtung) um die Atomkerne, so dass diese vermehrt laserähnliche Wellen abstrahlen können. Das Atom ist ein sich selbst in Dauerbetrieb erhaltender Generator, der die Gravitationskräfte nutzt und in elektromagnetische Kräfte umwandelt.

Auch an dieser Stelle ist wieder an das Alles oder Nichts Gesetz zu erinnern, das für die „tote Materie" ebenso wie für alle biologischen Systeme gilt. Ob Hertz mit Photonen Elektronen aus Metallplatten „schlagen" konnte oder nicht, hing ebenso von einem Schwellenwert ab, wie die Steigerung von Enzymaktivitäten bei Bestrahlung mit Photonen (Popp, Fritz-A.: „Biologie des Lichts", Parey Verlag, 1984, Photonen - Die Sprache der Zellen, S.38).

Wie ist so etwas möglich? Zur Erinnerung: Der Atomkern des Wasserstoffs (das Proton) setzt sich aus drei Quark/ Antiquarkpaaren, also aus den kleinsten Bausteinen der Materie zusammen. Die Quarkpaare bestehen jeweils aus einem Quark und seinem spiegelbildlichen Gegenstück, dem Antiquark. Damit das Proton nicht zerfällt, darf es weder Masse noch Energie an die Umgebung abgeben. Das ist jedoch nur möglich, wenn das Proton eine Temperatur besitzt, die konstant unter der Weltraumtemperatur, der sog. Hintergrundstrahlung, liegt. Dieser Sachverhalt ist dadurch gewährleistet, dass sich innerhalb der Quarks wie in den Schwarzen Löchern im Kosmos nichts bewegt, die Temperatur also den absoluten Nullpunkt erreicht hat. Aus diesem Grund können die Quarks und Antiquarks auch keine Energie aufnehmen und setzen die durch die Gravitation bedingte Energiezufuhr vollständig in Rotationsbewegung um. Die Quarks rasen mit Spitzengeschwindigkeiten von bis zu 15 000 km/sec umeinander (GEO: Teilchenphysik, Verlag Gruner und Jahr, Nr.7, 1987, S.82). Dabei sind die Quarks durch ihre enorme Dichte und die dadurch bedingte Anziehungskraft (Gravitationskraft) von einer dichten Wolke aus Urstoffteilchen, den sog. „bags", eingehüllt.

Diese Urstoffteilchenwolke ist so dicht, dass es bisher nicht gelungen ist, die Quarks direkt zu „sehen". Alle bisherigen Erkenntnisse stammen aus indirekten Nachweismethoden und Berechnungen. Die Quarks können sich aber, wie bereits erwähnt, nicht aufheizen, da sie aus einem unbeweglichen Kondensat (Kristall) aus Urstoffteilchen bestehen. Da die Quarks sich nicht erwärmen können, muss die zugeführte Energie in Bewegungsenergie umgesetzt werden. Durch den hohen Drehimpuls der Quarks werden nach meinen früheren Ausführungen die Urstoffteilchen in der Urstoffteilchenwolke, den „bags" extrem verwirbelt und es bildet sich als Folge der extremen Turbulenz, ein Elektron, das wie ein Tornado über dem Atomkern steht und dabei einerseits, vergleichbar einem Laserstrahl auf einer CD, den Atomkern „abtastet", andererseits sich aber mit der Umwelt in Wechselwirkung befindet. Dabei wirkt das Proton nicht nur als ein sich selbst erhaltender Generator (Dynamomaschine), sondern auch als Informationsspeicher, Sender und Empfänger. Werden gewisse Grenzwerte der Energiezufuhr, bzw. der Energieabgabe über- oder unterschritten, so kommt es zu dem berühmten Quantensprung. Die Anhänger der Quantentheorie lehren: Ein genau definiertes Energiepaket (Quant) bewirkt, dass das Elektron ein anderes Energieniveau (Orbit) einnimmt, ohne dabei die räumliche Distanz zu durchqueren.

Für mich ist ein derartiger Vorgang nur nachvollziehbar, wenn das Elektron ein Wirbel und nicht, wie behauptet wird, ein massives Materieteilchen ist, das innerhalb von 10^{-8} Sekunden immer wieder neu aufgebaut wird. Es darf als allgemein bekannt vorausgesetzt werden, dass gefährliche, also energiereiche Strudel plötzlich verschwinden können, um sich völlig unerwartet an einer ganz anderen Stelle neu zu bilden. Das Elektron verhält sich ähnlich, denn sonst müsste es den Raum zwischen zwei Orbitalen durchqueren. Genau das ist aber nicht möglich. Das Elektron kann folglich kein massives Materieteilchen sein, sondern ist nur ein elektromagnetisches Feld, ein anderer Aggregatzustand (Phasenzustand) der Urstoffteilchen, der ein Teilchen vortäuscht und in Wirklichkeit ein Wirbel ist. Die elektromagnetischen Felder verhalten sich wie Regentropfen, die ja auch wie Teilchen wirken, sich aber im Gegensatz zu Eiskristallen in Form von Hagel sofort auflösen, sobald sie auf etwas auftreffen. Luftfeuchtigkeit, Regentropfen und Hagelkörner bestehen alle aus Wassermolekülen, verhalten sich aber in den unterschiedlichen Phasenzuständen völlig verschieden. Aus diesem Grunde fällt auch kein Elektron auf ein niedrigeres Energieniveau, sondern es zerfällt bzw. löst sich auf, sobald es ein Photon abstrahlt und baut sich, jetzt allerdings energieärmer, über einem anderen Quarkpaar neu auf.

Durch diesen Sachverhalt lässt sich z.B. auch die vermehrte Lumineszenz absterbender Zellen erklären, da sie ja nachweislich Energie verlieren und deshalb vermehrt Photonen abstrahlen müssen. Auch die Lichterscheinungen, von denen reanimierte, bereits als klinisch tot betrachtete Personen, regelmäßig berichten, lassen sich als Folge eines Energieverlustes durch Störung des dynamischen Energiegefälles in den menschlichen Zellen erklären. Der Organismus schaltet seinen Energiehaushalt in für ihn lebensbedrohenden Situationen grundsätzlich auf absolut lebenserhaltende Systeme zurück, sofern diese Möglichkeit noch besteht. Nervenzellen im Gehirn reagieren besonders empfindlich auf Sauerstoffmangel und setzen deshalb besonders schnell Photonen frei, die von den noch funktionsfähigen Nervenzellen als „strahlendes Licht" registriert und abgespeichert werden. Der Überschuss an Kohlendioxid im Blut als Folge einer Sauerstoffunterversorgung bedingt zusätzlich einen narkoseähnlichen Zustand und leitet den anaeroben Abbau organischer Substanzen ein, um auf diese Weise den Energiehaushalt zu stabilisieren.

Aus diesem Grunde können sich Reanimierte auch an Vorgänge erinnern, die sie während ihrer scheinbaren Bewusstlosigkeit als „neben sich stehend" wahrgenommen haben. Diese Reanimierten kommen also nicht aus dem Jenseits zurück, sondern tauchen aus einer anderen Bewusstseinsebene, dem Unterbewusstsein, wieder auf. Sie schildern auch alle vergleichbare Erlebnisse, weil sie alle den gleichen Funktionsmechanismen unterworfen waren. An CO_2 als Auslöser bzw. Begünstiger dieser „Nahtod-Erlebnisse" ist insbesondere zu denken, weil ein erhöhter Kohlendioxidspiegel im Blut stimulierend auf die Atmung wirken kann, weshalb die betroffenen Personen wieder anfangen zu atmen und überleben können.

Der Elektrosmog, obwohl von der Elektroindustrie gezielt heruntergespielt, stellt aus oben dargelegten Gründen eine große Gefährdung für Menschen, Tiere und Pflanzen dar. So schreibt W.-D. Rose (Rose, Wulf-Dietrich: „Elektrosmog, Elektrostreß", Kiepenheuer & Witsch, Köln 1990, S.64,65), dass verschiedene Menschentypen auf technisch erzeugte elektromagnetische Felder unterschiedlich reagieren. Auch hier wieder die Ähnlichkeit zur Homöopathie. Wenn auch die Ursachen der sogenannten Wetterfühligkeit noch sehr umstritten sind, so lässt sich grundsätzlich objektiv feststellen, dass Luftdruck-, Temperatur- und Luftfeuchtigkeitsunterschiede durchaus mit den Befindlichkeitsstörungen einhergehen können. Persönlich möchte ich hinzufügen, dass ich mich insgesamt dreimal in Gebirge offensichtlich mitten in einer Gewitterfront befand, da sich meine Kopf- und Körperhaare im wahrsten Sinne des Wortes aufstellten, vergleichbar mit den Haaren an den Armen, wenn man nah an einen eingeschalteten Fernseher kommt. Entsprechend große Wetterlagen bauen ganz offensichtlich weitflächige elektromagnetische Felder auf, die nichts mit den sogenannten Sferics (atmosphärische Impulsstrahlung) zu vergleichen sind. Schließlich wird auch die Elektrotherapie erfolgreich in der Medizin eingesetzt.

Unter https://physiosportkoeln.de/de/elektrotherapie.html kann man nachlesen: *„Elektrotherapie ist der direkte oder indirekte Einsatz elektrischer Energie zur Heilung, Besserung oder Linderung einer Erkrankung. Es besteht die Möglichkeit durch die Energie der Elektrotherapie in einem Krankheitsgeschehen nachhaltig eine Veränderung zu erreichen. Das breite Spektrum an Energieformen gibt uns die Möglichkeit den Schmerz, die Durchblutung und die Motorik des Patienten zu beeinflussen."* Ende des Zitates.

Warum sollten also die unterschiedlich starken elektromagnetischen Felder bei Wetterwechsel keine Rolle spielen? Im Labor lassen sich jedenfalls solche Umweltbedingungen nicht nachstellen.

Weil nicht alle Menschen unter diesen Umweltbedingungen zu leiden haben und Laborversuche keine verwertbaren Ergebnisse gebracht haben, sollte man die allgemeine Erfahrung der Bevölkerung nicht nach dem Motto: „Was nicht sein darf, dass nicht sein kann!" einfach mit der üblichen Arroganz der Schulmedizin abqualifizieren.

Ich muss allerdings gestehen, dass ich als Student in München meine Kommilitonen selbst oft verspottet habe, wenn sie sich über den Föhn beklagten. Heute erfahre ich am eigenen Leibe, dass ich den Armen zu

Unrecht einen unsoliden Lebenswandel und Konditionsschwäche als Ursache unterstellt habe.

Wie bereits erwähnt, besteht eine vergleichbare Situation bei den Probanden während der Arzneimittelprüfung von Hochpotenzen. In allen Fällen sind die Schwingungsmuster und die Stabilität dieser Schwingungsmuster eines jeden Organismus für seine Resonanzfähigkeit und Empfänglichkeit für Störschwingungen entscheidend. Man kann den einzelnen Menschen mit einer Stimmgabel vergleichen. Die beiden Zinken einer Stimmgabel werden immer nur dann durch die verschiedensten Laute oder Geräusche angeregt und in Schwingung geraten, wenn in dem Geräuschpegel ein ausreichend lauter Ton enthalten ist, der der Tonhöhe entspricht, auf die die Stimmgabel geeicht ist. Die Tonhöhe wird von der Länge und Masse der beiden u-förmigen Zinken bestimmt. Ist die entsprechende Schwingung unter den verschiedenen Tönen nicht vorhanden, so wird die Stimmgabel nicht in Schwingung geraten. Nicht von ungefähr wird in der Umgangssprache von der Ausstrahlung eines Menschen gesprochen oder auf die jeweilige Stimmung des einzelnen Mitbürgers verwiesen. Und Luther bemerkte in seiner deftigen Sprache, dass man dem Volk aufs Maul schauen solle! In unserer Zeit der Worthülsenschwemme sind derartige Hinweise allerdings schwer nachzuvollziehen. Wir hätten schließlich eine völlig andere Politik, wenn die Vertreter des Volkes das tun würden, was sie sagen. Also sagen sie Nichtssagendes und entsprechend erfolgreich ist ihre Politik. Grundsätzlich ist festzuhalten, dass es bei hoher Intensität der elektromagnetischen Felder zu einer hemmenden Wirkung bis hin zur Blockierung der Reaktionsfähigkeit des Organismus kommen kann, während schwache elektromagnetische Felder zu allmählichen Veränderungen im Organismus führen.

Unfälle durch Berühren von elektrischen Leitungen und defekten Elektrogeräten zeigen eindringlich, welche Folgen im Extremfall zu erwarten sind. Man muss also zwischen wie auch immer gearteten Reizen und Störungen unterscheiden. Bei diesen technisch bedingten, also künstlich erzeugten elektromagnetischen Wellen handelt es sich aber keineswegs um exakte biologische Informationen, wie man sie aus der Homöopathie kennt.

Bei Heringen ist bekannt, dass sie sich über eine ganz bestimmte Frequenz untereinander so erfolgreich „verständigen" können, dass der Schwarm problemlos auch die schnellsten Manöver ausführen kann, ohne dass es zu Zusammenstößen unter den Fischen kommt. Buckelwale haben nun eine Jagdtechnik entwickelt, indem sie auf derselben Frequenz Laute ausstoßen, auf der sich die Heringe verständigen. Das hat zur Folge, dass sich die Heringe nicht mehr untereinander mitteilen können und sich zu unkontrollierten „Heringskollektiven" zusammenballen. Nun setzen der oder die Buckelwale nur noch sicherheitshalber einen ringförmigen Vorhang aus aufsteigenden Luftblasen um den hilflosen Schwarm und schöpfen so beim Auftauchen im wahrsten Sinne des Wortes aus dem Vollen. Die Natur nutzt äußerst erfolgreich die gleichen Methoden auf den verschiedensten Gebieten, indem sie elementare Vorgänge und Wechselwirkungen erfolgreich variiert und perfektioniert. Sie gleicht einem Jazzmusiker, der immer wieder ein Thema aufgreift und es variiert.

Man kann das Problem einer Informationsstörung auch einfach an einem schriftlichen Befehl verdeutlichen. Der Befehlsempfänger wird sich völlig verschieden verhalten, je nachdem ob er liest: „laufen", „kaufen", „saufen" oder „raufen". So kann ein Druckfehler allein durch das Vertauschen eines einzigen Buchstabens völlig verschiedene Aktivitäten einer Person bewirken. Nicht anders geht es den sich durch Wechselwirkungen steuernden Atomen, Molekülen, Zellen und Organismen. Es besteht also grundsätzlich die Gefahr unkontrollierbarer biologischer Fehlsteuerung. Biologisch wirksame elektromagnetische Felder sind derart schwach, dass thermisch bedingte Reaktionen mit Sicherheit ausgeschlossen werden können. Die Wechselwirkungen der technisch erzeugten elektromagnetischen Felder mit den biologischen Systemen sind nur durch Interferenz zu verstehen. Da diese Felder meistens keine für die biologischen Systeme „verständlichen" Informationen tragen, haben sie überwiegend Signalcharakter. Es ist deshalb zu erwarten,